Estrategias Naturales para el Manejo de las Varices

César González Andrade

Estrategias Naturales para el Manejo de las Varices

Suplementos, Nutrientes y Terapias Alternativas para la Prevención y Tratamiento de Varices y Úlceras Venosas

César González Andrade

Advertencia

Las ciencias de la salud, como la nutrición, son campos con cambios constantes, por lo tanto, la información aquí contenida puede variar. Este libro tiene un carácter divulgativo y la información presentada no debe considerarse como sustitución de una prescripción médica, diagnóstico o tratamiento. El autor no se hace responsable por los perjuicios ocasionados por omitir esta advertencia. Siempre se recomienda consultar a un médico o nutricionista.

Indice

Indice..7

Introducción 9

Los Omega-3 y su Rol en el Manejo de las Varices............11

Evaluación del Sulfato de Zinc en el Tratamiento de Úlceras Venosas... 15

Estrategias Nutricionales y Dermatológicas para el Manejo Integral de Varices con Zinc..................... 19

Magnesio Nutriente Clave para la Cicatrización de Úlceras en Pacientes con Varices 23

Extracto de Castaño de Indias: Un Aliado Natural en el Tratamiento de Varices..................... 29

Optimizando el Manejo de la Insuficiencia Venosa Crónica con Centella Asiática..................... 34

La Importancia de la Vitamina D en la Curación de Úlceras Asociadas a Varices..................... 39

La Vitamina C en el Manejo de Varices: Más Allá de la Prevención Cardiovascular 45

La Balanza del Peso Corporal y las Varices: Un Equilibrio Crucial..................... 49

Actividad Física y Nutrición para el Manejo de Varices ... 54

El Yoga y su Impacto en el Manejo de Varices.................. 59

Estrategias para Mejorar la Salud Venosa en el Ambiente Laboral 66

El Poder de Ruscus Aculeatus en el Tratamiento de Varices
.... 71

Hawthorn (Crataegus spp.) y su Rol en el Manejo de Varices
.... 76

Ginseng: Un Aliado Antiguo para la Salud Venosa Moderna
.... 81

Vitis vinifera L.: El Poder de la Vid en la Lucha Contra las
Varices 87

Innovaciones Herbales en el Tratamiento de la Insuficiencia
Venosa 91

Hamamelis virginiana L. – Un Aliado Natural contra las
Varices 98

Ginkgo Biloba L. – Un Refuerzo Natural para el Sistema
Venoso 105

Mangifera indica L. – Un Aliado Tropical en el Tratamiento
de Varices 112

Vitamina B12 Esencial para el Tratamiento de Varices 118

El Poder de los Probióticos en el Manejo de Varices....... 126

Agradecimiento.. 133

Bibliografía: 134

Introducción

Las varices y la insuficiencia venosa crónica son condiciones que afectan a millones de personas en todo el mundo, causando no solo dolor y malestar, sino también problemas estéticos que pueden afectar la calidad de vida. Para quienes sufren de estas condiciones, la búsqueda de soluciones efectivas y naturales puede ser un camino lleno de frustraciones y desilusiones. Este libro se presenta como una guía integral y accesible para quienes buscan abordar las varices desde una perspectiva holística, combinando nutrición, suplementación y terapias alternativas.

En "Nutrición y Salud Venosa: Estrategias Naturales para el Manejo de las Varices", exploramos una variedad de nutrientes esenciales, suplementos y tratamientos herbales que han demostrado ser efectivos en el manejo y la prevención de las varices y úlceras venosas. Cada capítulo de este libro está cuidadosamente diseñado para proporcionar información basada en investigaciones científicas, experiencias clínicas y prácticas tradicionales que han resistido la prueba del tiempo.

Desde los Omega-3 y su rol en la salud venosa, hasta el poder de la Centella Asiática y el Ginkgo Biloba, descubriremos juntos cómo estos nutrientes y plantas medicinales pueden convertirse en aliados indispensables en tu lucha contra las varices. También abordaremos el impacto de la actividad física, la importancia del equilibrio del peso corporal y estrategias específicas para mejorar la salud venosa en el ambiente laboral.

Este libro no solo se enfoca en el aspecto físico de la enfermedad venosa, sino que también reconoce la importancia de un enfoque integral que incluye la mente y el espíritu. Prácticas como el yoga y la meditación se presentan como herramientas complementarias para el manejo del estrés y la mejora de la circulación, demostrando que el bienestar total es posible a través de un enfoque multifacético.

Al adentrarte en estas páginas, encontrarás no solo información valiosa, sino también esperanza y motivación. Este libro está escrito para ti, que buscas una solución natural y efectiva a tus problemas venosos. Ya seas un paciente, un profesional de la salud o simplemente alguien interesado en mejorar su bienestar, "Nutrición y Salud Venosa" te proporcionará las herramientas y el conocimiento necesarios para tomar el control de tu salud venosa de manera informada y proactiva.

Permíteme acompañarte en este viaje hacia una vida con menos dolor, más vitalidad y una salud venosa óptima. Estoy convencido de que, con la información y las estrategias correctas, puedes lograr una mejor calidad de vida y decir adiós a las varices de una vez por todas. ¡Comencemos juntos este camino hacia una salud venosa plena y natural!

Los Omega-3 y su Rol en el Manejo de las Varices

¿Alguna vez te has preguntado cómo algo tan pequeño como una cápsula de aceite puede influir en problemas tan complejos como las varices? En este capítulo, exploraremos el papel que juegan los ácidos grasos Omega-3 de cadena larga (LCn3) en la salud cardiovascular y, más específicamente, en las varices, esas venas visibles y dilatadas que pueden aparecer principalmente en las piernas.

Los ácidos grasos Omega-3 son conocidos por su capacidad para mejorar la salud cardiovascular, pero ¿sabías que también podrían tener un papel en el manejo de las varices?

Los Omega-3 juegan un papel crucial en la modulación de los niveles de lípidos en la sangre. Pueden ayudar a reducir los triglicéridos séricos y aumentar ligeramente el HDL (el "buen" colesterol). Estos cambios en los perfiles de lípidos son beneficiosos para mantener un sistema cardiovascular saludable y, en el contexto de las varices, podrían ayudar a prevenir complicaciones asociadas con la circulación deficiente.

Uno de los beneficios menos conocidos, pero igualmente importantes, de los Omega-3 es su capacidad para actuar como antiinflamatorios. Esto es especialmente relevante si sufres de úlceras asociadas a las varices. Estudios recientes han demostrado que la suplementación con Omega-3 resultó en reducciones significativas en la longitud, anchura y profundidad de las úlceras. Además, estos ácidos grasos mejoraron la sensibilidad a la insulina y redujeron los niveles de proteína C-reactiva (CRP), un marcador inflamatorio. La dosificación típica para estos beneficios es de 1000 mg dos veces al día.

Para los grupos con necesidades específicas, como las personas que están embarazadas o en lactancia, o aquellas que toman medicamentos anticoagulantes, es crucial la supervisión médica antes de comenzar la suplementación con Omega-3 debido al riesgo de interacciones medicamentosas y efectos secundarios como complicaciones hemorrágicas.

En lugar de centrarte solo en los suplementos, te animo a considerar la inclusión en tu dieta de alimentos naturalmente ricos en Omega-3. Los pescados grasos como el salmón, la caballa y las sardinas, así como las nueces y las semillas, no solo son excelentes fuentes de Omega-3, sino que también ofrecen una amplia gama de otros nutrientes esenciales que los suplementos no pueden proporcionar. Estos alimentos integrales ayudan a apoyar una dieta equilibrada y un estilo de vida saludable, crucial para el manejo de las varices.

Consejos Prácticos para la Ingestión de Omega-3

1. Diversifica tus Fuentes: Incorpora una variedad de fuentes de Omega-3 en tu dieta, incluyendo pescados grasos como salmón y sardinas, así como semillas de chía y nueces.

2. Cocina Saludable: Prepara tus pescados al horno o a la parrilla en lugar de fritos para preservar los ácidos grasos esenciales y evitar grasas no saludables.

3. Suplementos de Calidad: Si optas por suplementos de Omega-3, busca aquellos certificados por su pureza y libres de contaminantes como mercurio.

¿Cuánto Omega-3 necesito diariamente?

 La dosis recomendada puede variar, pero generalmente se sugiere entre 250 mg y 1000 mg de EPA y DHA combinados al día para adultos sanos.

¿Los suplementos de Omega-3 pueden interactuar con otros medicamentos?

Sí, especialmente con anticoagulantes. Los Omega-3 pueden aumentar el riesgo de sangrado, por lo que es crucial consultar con un médico antes de empezar la suplementación si estás tomando medicamentos como la Warfarina.

¿Pueden los vegetarianos obtener suficientes Omega-3?

Los vegetarianos pueden optar por fuentes vegetales como las semillas de lino, chía y las nueces, o suplementos derivados de algas.

Consejos para la Supervisión Médica

Si decides tomar suplementos de Omega-3, es recomendable realizar chequeos regulares para monitorear tu salud cardiovascular general y ajustar las dosis si es necesario.

Reporta cualquier efecto adverso, como eructos con sabor a pescado, malestar estomacal o reacciones alérgicas, a tu médico.

Asegúrate de que tu médico evalúe tu dieta completa y estilo de vida para ajustar adecuadamente cualquier suplemento de Omega-3 en el contexto de tu salud general.

Conclusión

Aunque los Omega-3 de cadena larga no solucionan directamente las varices, su impacto en la salud general y la microcirculación puede ser un componente vital en tu estrategia de manejo. ¿Estás listo para hacer un cambio pequeño en tu dieta que podría tener un impacto significativo en tu calidad de vida?

Evaluación del Sulfato de Zinc en el Tratamiento de Úlceras Venosas

¿Has sentido alguna vez esa frustración al seguir un tratamiento que no ofrece los resultados esperados? En este capítulo, nos adentraremos en la evaluación del sulfato de zinc, un tratamiento propuesto para las úlceras venosas, analizando detenidamente su efectividad y relevancia para personas como tú, que enfrentan las complicaciones de las varices.

El zinc juega un papel crítico en numerosos procesos biológicos, incluyendo la síntesis de colágeno y la función inmune, ambos esenciales en el proceso de curación de heridas. Sin embargo, cuando se trata de las úlceras venosas, la historia es más compleja de lo que podría parecer a primera vista.

A través de estudios que han variado en metodología, desde dosis de 440 a 660 mg por día y duraciones de tratamiento de cuatro semanas a un año, se ha intentado determinar la eficacia del sulfato de zinc en la curación de úlceras venosas. Curiosamente, los resultados no han mostrado diferencias estadísticamente significativas entre el tratamiento con sulfato de zinc y los grupos de control, ya sean estos placebo o sin ningún tratamiento.

Con base en la evidencia disponible, se recomienda considerar el sulfato de zinc solo como un tratamiento complementario, tras evaluar otros métodos más efectivos y mejor respaldados por la investigación científica. Es crucial entender que, aunque el zinc es vital para numerosos procesos biológicos, su suplementación no ha demostrado ser una solución definitiva para las úlceras venosas.

La medición de los niveles de zinc en suero ha sido parte de la evaluación en varios estudios, revelando la importancia de monitorizar estos niveles para ajustar adecuadamente la dosificación y evitar interpretaciones erróneas que podrían afectar la efectividad del tratamiento.

Aunque es esencial para la síntesis de colágeno y la función inmune, la suplementación con zinc no ha mostrado una ventaja clara en la tasa de curación de las úlceras venosas, lo que sugiere que niveles adecuados de zinc son necesarios, pero no suficientes por sí solos para garantizar la curación.

Consideraciones de Seguridad en el Uso de Sulfato de Zinc

Los estudios han informado que los efectos secundarios del sulfato de zinc son generalmente leves, incluyendo síntomas como constipación, náuseas y erupciones cutáneas. Sin embargo, es fundamental estar atentos a estos efectos, especialmente en pacientes que puedan estar tomando dosis altas o que tengan condiciones preexistentes susceptibles de empeorar.

Consejos Prácticos para el Uso de Sulfato de Zinc

1. Opta por suplementos de sulfato de zinc de alta calidad, que estén certificados por su pureza para asegurar la efectividad y minimizar riesgos de contaminantes.

2. Considera cremas o geles que contengan sulfato de zinc para aplicar directamente sobre las úlceras venosas, siguiendo las instrucciones del fabricante para evitar irritaciones o reacciones adversas.

¿Cuánto sulfato de zinc puedo tomar diariamente para las varices?

La dosis puede variar, pero generalmente se recomienda no exceder los 440 mg a 660 mg por día. Es esencial seguir las recomendaciones de tu médico para ajustar la dosis a tus necesidades específicas.

¿Puede el sulfato de zinc interactuar con otros medicamentos?

Sí, el sulfato de zinc puede interactuar con ciertos antibióticos y medicamentos para la artritis reumatoide, reduciendo su absorción. Siempre consulta con tu médico antes de combinar tratamientos.

¿Qué alimentos son ricos en zinc?

Las ostras, carne roja, aves de corral, frijoles y nueces son excelentes fuentes de zinc. Integrar estos alimentos en tu dieta puede ayudar a mantener niveles óptimos sin necesidad de suplementación excesiva.

Es importante realizar análisis de sangre periódicamente para monitorear los niveles de zinc en tu cuerpo, ajustando la suplementación según sea necesario para evitar la toxicidad o la deficiencia.

Reporta cualquier síntoma nuevo o agravante, como náuseas o erupciones cutáneas, a tu médico de inmediato para evaluar la necesidad de ajustar tu tratamiento.

Si estás considerando aumentar tu ingesta de zinc a través de la dieta, una consulta con un nutricionista puede proporcionar un plan de alimentación equilibrado que satisfaga tus necesidades nutricionales sin exceder los límites seguros de zinc.

Conclusión: Pensando en el Futuro

Mientras que el sulfato de zinc se ha explorado como una opción de tratamiento, la evidencia de su efectividad es limitada y debe ser evaluada cuidadosamente en comparación con otras opciones de tratamiento más establecidas. En el siguiente capítulo conoceremos un beneficio del Zinc.

Con estas recomendaciones, esperamos que te sientas más preparado para discutir con tu médico las opciones de tratamiento más adecuadas para ti. ¿Estás listo para tomar decisiones informadas que optimicen tu bienestar y manejo de las varices?

Estrategias Nutricionales y Dermatológicas para el Manejo Integral de Varices con Zinc

Imagina sentir una constante picazón en tus piernas, un síntoma que no solo te incomoda, sino que también te mantiene despierto por las noches. Ahora imagina descubrir que esta molestia puede estar relacionada no solo con las varices visibles sino también con el estado de hidratación de tu piel y los niveles de zinc en tu cuerpo. Este capítulo está dedicado a explorar esta conexión y ofrecer recomendaciones prácticas basadas en hallazgos recientes.

Las varices no solo afectan la circulación y la estética de tus piernas, sino que también pueden impactar significativamente la salud de tu piel. Aspectos como la hidratación del estrato córneo y la pérdida de agua transepidérmica (TEWL) son fundamentales para mantener la integridad de la barrera cutánea, y estos factores pueden estar comprometidos en personas con varices.

Los datos revelan que las personas con varices y picazón tienden a tener niveles de hidratación en el estrato córneo notablemente inferiores, lo que puede exacerbar la picazón y la incomodidad. Este deterioro en la barrera cutánea es un factor crítico que necesitamos abordar. Es crucial monitorear la hidratación de la piel en pacientes con varices. El uso regular de cremas hidratantes puede mejorar la hidratación y ofrecer alivio significativo.

Una TEWL elevada es un indicativo de una barrera cutánea comprometida, lo que puede aumentar la sequedad y la picazón. Se aconseja evaluar periódicamente la TEWL para detectar cualquier deterioro en la integridad de la barrera cutánea y tomar medidas correctivas.

Importancia del Zinc en la Función Cutánea

El zinc no solo es crucial para la integridad de la piel y la función inmune, sino que también se ha encontrado que los niveles de zinc son significativamente más bajos en personas con varices y picazón. Considera la suplementación de zinc bajo supervisión médica, especialmente si los análisis de sangre muestran deficiencias. Esto puede mejorar no solo la hidratación de la piel sino también reducir la TEWL.

Aplicación Práctica para la Mejora Diaria

Uso de Humectantes: La aplicación regular de cremas hidratantes es esencial para mantener la piel hidratada y fortalecer la barrera cutánea.

Suplementación de Zinc: Asegúrate de verificar los niveles de zinc y ajustar la suplementación según sea necesario para optimizar los beneficios para la salud de la piel.

La atención médica para pacientes con varices debe integrar evaluaciones dermatológicas junto con el tratamiento vascular. Esta colaboración multidisciplinaria entre dermatólogos, angiólogos y nutricionistas es vital para abordar todos los aspectos de las varices de manera integral.

Consejos Prácticos para la Gestión de Varices y la Salud de la Piel

1. Elección y Aplicación de Cremas Hidratantes

Opta por cremas que contengan componentes como ácido hialurónico y ceramidas que ayudan a retener la humedad en la piel.

Aplica la crema hidratante después de la ducha cuando la piel aún está ligeramente húmeda para maximizar la absorción.

¿Cuánto zinc debo tomar para mejorar la salud de la piel?

La cantidad recomendada de zinc varía, pero generalmente se sugiere un rango de 11-22 mg al día para adultos, dependiendo de las necesidades individuales y la supervisión médica.

¿Qué otros nutrientes son importantes para la salud de la piel en personas con varices?

Además del zinc, vitaminas como la C y la E son cruciales por sus propiedades antioxidantes que protegen la piel y mejoran su elasticidad.

Consultas Regulares

Programa visitas regulares con tu médico para monitorear los niveles de zinc y ajustar la dosificación según sea necesario. Esto es especialmente importante si estás usando suplementos de zinc.

Evaluaciones Dermatológicas Integradas

Considera evaluaciones regulares con un dermatólogo para abordar integralmente los aspectos cutáneos de las varices y ajustar el tratamiento en consecuencia.

Este enfoque integral no solo aborda los síntomas cutáneos asociados con las varices, sino que también apunta a mejorar la calidad de vida general del paciente mediante la gestión de complicaciones a menudo ignoradas. ¿Estás listo para adoptar estas prácticas en tu rutina diaria y observar mejoras no solo en tus varices sino también en la salud general de tu piel?

Al comprender y aplicar estas recomendaciones, puedes tomar un papel activo en el manejo de tus varices, mejorando significativamente tanto tu bienestar físico como tu satisfacción personal con el tratamiento.

Magnesio Nutriente Clave para la Cicatrización de Úlceras en Pacientes con Varices

¿Has sentido alguna vez que, a pesar de tus esfuerzos, el manejo de las varices parece un camino sin fin? Las varices no solo afectan la estética de tus piernas, sino que también pueden complicarse con úlceras venosas, un desafío que requiere no solo tratamiento médico sino también apoyo nutricional. En este capítulo, exploraremos cómo la vitamina E y el magnesio pueden jugar un papel crucial en tu recuperación.

Cuando hablamos de varices y especialmente de úlceras venosas de las piernas (VLU), la nutrición puede tener un impacto directo y significativo en la velocidad y eficacia de la cicatrización. Recientes investigaciones han destacado el papel de ciertos nutrientes, como la vitamina E y el magnesio, que son esenciales no solo para mantener un buen estado de salud sino también para facilitar procesos específicos que pueden acelerar la recuperación de las úlceras asociadas a las varices.

Vitamina E y Magnesio: Aliados en la Cicatrización

La vitamina E, conocida por sus propiedades antioxidantes, junto con el magnesio, que regula los procesos inflamatorios, han mostrado resultados prometedores en la suplementación para el tratamiento de úlceras venosas.

La combinación de 250 mg de óxido de magnesio y 400 IU de vitamina E tomados diariamente ha demostrado reducir significativamente el tamaño de las úlceras, mejorar los niveles de hemoglobina glicosilada (HbA1c), y optimizar los perfiles lipídicos. Estos nutrientes trabajan mejorando la función endotelial y reduciendo el estrés oxidativo, lo que a su vez facilita la cicatrización de las úlceras.

Supervisión Clínica:

Dada la potencialidad de estos nutrientes para exceder el límite superior de ingesta tolerable (TUIL) para el magnesio, es esencial contar con supervisión médica. La suplementación debe ser supervisada por profesionales para monitorear cualquier efecto adverso y ajustar las dosis según sea necesario. Este seguimiento garantiza que los beneficios de la suplementación sean maximizados sin comprometer tu seguridad.

¿Estás utilizando todos los recursos disponibles para manejar tus varices y las complicaciones asociadas? Incorporar estos nutrientes en tu régimen diario bajo supervisión médica podría ser un paso transformador hacia una mejor salud y calidad de vida.

Aplicación Práctica: Más Allá de la Teoría

Uso de Suplementos: Considera hablar con tu médico sobre la inclusión de suplementos de vitamina E y magnesio en tu dieta. Esta no es solo una medida preventiva, sino también un posible acelerador en la curación de úlceras venosas.

Monitoreo Regular: Asegúrate de que tu progreso con estos suplementos sea monitoreado regularmente para ajustar la dosificación y abordar cualquier preocupación que pueda surgir.

Enfoque Integral: Nutrición y Tratamiento Médico

Integrar el manejo nutricional con el tratamiento médico establecido ofrece una estrategia holística que aborda no solo las varices y sus síntomas sino también las condiciones subyacentes como las úlceras venosas. Esta colaboración entre nutricionistas y médicos es fundamental para garantizar un tratamiento efectivo y seguro.

1. Seguridad y Dosis de Suplementos:

Vitamina E: La dosis mencionada de 400 IU diarias está dentro de los límites seguros para la mayoría de los adultos. Sin embargo, es esencial considerar que dosis altas de vitamina E pueden interactuar con ciertos medicamentos y aumentar el riesgo de hemorragias, especialmente en personas que toman anticoagulantes.

Magnesio: La dosis de 250 mg de óxido de magnesio es típicamente segura, pero es importante monitorear los efectos, ya que dosis altas pueden causar problemas como diarrea o desequilibrios electrolíticos. La supervisión médica es crucial para ajustar la dosis y prevenir complicaciones.

2. Efectividad y Mecanismos de Acción:

La vitamina E y el magnesio tienen roles bien documentados en la reducción del estrés oxidativo y la mejora de la función endotelial. Sin embargo, la evidencia directa de su eficacia en la cicatrización de úlceras venosas es limitada y mixta. La combinación de ambos para este propósito específico no está ampliamente estudiada, por lo que, aunque prometedora, debe considerarse experimental.

3. Recomendaciones Basadas en la Evidencia:

Dado el potencial de beneficios y riesgos, es prudente que la suplementación con vitamina E y magnesio se realice bajo supervisión médica. Esto es especialmente importante para personas con condiciones preexistentes o que están tomando otros medicamentos.

4. Integración en la Estrategia de Tratamiento:

Integrar estos suplementos en el plan de tratamiento puede ofrecer beneficios adicionales en términos de salud cardiovascular y posiblemente en la cicatrización de úlceras. No obstante, debe formar parte de un enfoque más amplio que incluya otros tratamientos médicos y cambios en el estilo de vida.

Este análisis confirma que la inclusión de vitamina E y magnesio en el manejo de úlceras venosas debe hacerse con cuidado, evaluando cada caso individualmente. La supervisión médica es indispensable para asegurar que la suplementación sea segura y efectiva, ajustándose a las necesidades específicas del paciente y su contexto clínico.

 Consejos Prácticos para la Suplementación con Vitamina E y Magnesio

1. Inicio de la Suplementación

Antes de iniciar cualquier régimen de suplementos, especialmente vitamina E y magnesio, consulta con tu médico para asegurarte de que es adecuado para tus necesidades específicas, especialmente si estás tomando otros medicamentos.

¿Qué alimentos son ricos en vitamina E y magnesio?

La vitamina E se encuentra en alimentos como las almendras, espinacas, y aceites vegetales. El magnesio está presente en las nueces, semillas, legumbres y cereales integrales.

¿Cómo puedo saber si necesito más vitamina E o magnesio en mi dieta?

Síntomas como calambres musculares, irritabilidad, y dificultades en la cicatrización de heridas pueden indicar una deficiencia. Sin embargo, es esencial realizar análisis de sangre para determinar tus niveles exactos.

Consejos para la Supervisión Médica

Consultas Regulares

Programa exámenes de sangre regulares para monitorear tus niveles de vitamina E y magnesio. Ajusta tu suplementación basado en estos resultados y las recomendaciones de tu médico.

Gestión de Interacciones Medicamentosas

La vitamina E puede interactuar con anticoagulantes y otros medicamentos. Discute estas potenciales interacciones con tu médico para evitar complicaciones.

Este enfoque integral no solo mejora los resultados del tratamiento, sino que también empodera al paciente a tomar un rol activo en su salud. Con el conocimiento adecuado y el soporte correcto, el camino hacia la recuperación puede ser más eficiente y menos doloroso. ¿Estás listo para dar el próximo paso en tu cuidado y recuperación?

Extracto de Castaño de Indias: Un Aliado Natural en el Tratamiento de Varices

¿Alguna vez has sentido que tus piernas no solo lucen afectadas por las varices, sino que además experimentas dolor, hinchazón y una molesta sensación de picor? Si es así, este capítulo te ofrecerá una perspectiva renovadora sobre cómo el extracto de semilla de castaño de Indias (HCSE) puede ser un aliado vital en tu lucha contra estos síntomas.

El extracto de castaño de Indias no es solo un remedio popular; es un tratamiento avalado científicamente para la insuficiencia venosa crónica (CVI). Investigaciones controladas han demostrado su capacidad para aliviar síntomas como el dolor de piernas, el edema y el prurito, transformando no solo la apariencia de las piernas, sino también mejorando significativamente la calidad de vida de los afectados.

Evidencia Clínica del Beneficio del HCSE

1. Alivio del Dolor de Piernas:

El HCSE ha mostrado una reducción significativa del dolor en diversos estudios. Por ejemplo, una reducción promedio de 42.40 mm en la escala visual analógica indica una mejora notable en el dolor de piernas.

2. Reducción del Edema:

Los estudios revelan que el HCSE es efectivo en la disminución del edema, con una mejora medida en una reducción de 40.10 mm en la escala de edema, comparado con placebo.

3. Tratamiento del Prurito Asociado a CVI:

Además de reducir el edema y el dolor, el HCSE también ha demostrado ser efectivo contra el prurito, mejorando significativamente este irritante síntoma.

4. Manejo de la Circunferencia de la Pierna:

El tratamiento con HCSE ha logrado reducir la circunferencia de la pierna, facilitando tanto una mejora estética como funcional en los pacientes.

Mecanismos Biológicos Detrás del HCSE

Fortalecimiento Venoso: El HCSE contiene escina, un componente que fortalece las paredes venosas mejora el tono venoso y reduce la permeabilidad capilar.

Reducción de la Inflamación: Además, se sugiere que el HCSE modera la inflamación local, lo que ayuda a aliviar el prurito y otros síntomas inflamatorios.

Aplicación Práctica: Cómo Utilizar el HCSE

Dosis Recomendada: La dosificación efectiva del HCSE es de 100-150 mg diarios, estandarizado a escina. Es vital comenzar cualquier suplementación bajo supervisión médica para ajustar la dosis conforme a tu respuesta y necesidades.

Monitoreo de Efectos Secundarios: Aunque generalmente bien tolerado, es crucial estar atento a posibles efectos secundarios, especialmente gastrointestinales.

Integrar el HCSE con otras modalidades de tratamiento como medias de compresión y cambios de estilo de vida puede ofrecerte un enfoque holístico y efectivo para manejar la insuficiencia venosa crónica. Este tratamiento natural no solo alivia los síntomas físicos, sino que también mejora tu bienestar general, permitiéndote retomar las actividades diarias con menos molestias y más confianza.

Monitoreo y Consideraciones de Seguridad:

Aunque el HCSE es generalmente bien tolerado, es importante monitorizar a los pacientes para cualquier efecto secundario, especialmente aquellos relacionados con el sistema gastrointestinal. Los efectos adversos más comunes incluyen molestias gastrointestinales, pero son generalmente leves.

Se recomienda integrar el HCSE en un plan de tratamiento más amplio que puede incluir medias de compresión y ajustes en el estilo de vida. La supervisión médica es crucial para adaptar la dosis y el tratamiento a las necesidades individuales de cada paciente, asegurando así la máxima efectividad y seguridad.

Consejos Prácticos para el Uso del HCSE

1. Inicio de la Suplementación:

Consulta con tu médico antes de comenzar a tomar HCSE, especialmente si estás tomando otros medicamentos que puedan interactuar.

¿Puedo usar HCSE mientras estoy tomando medicamentos anticoagulantes?

Debes consultar con tu médico antes de usar HCSE si estás en tratamiento anticoagulante, debido al potencial de aumento del riesgo de sangrado.

¿Qué debo hacer si experimento efectos secundarios con HCSE?

Si experimentas efectos secundarios como molestias gastrointestinales, es importante que lo comuniques a tu médico para ajustar la dosis o revisar otras opciones de tratamiento.

Consejos para la Supervisión Médica

Evaluación Regular:

Es crucial realizar chequeos regulares para evaluar cómo el HCSE afecta tu cuerpo, especialmente si tienes condiciones preexistentes que podrían ser afectadas por su uso.

Ajuste de Dosis:

Basado en tu respuesta al tratamiento y los resultados de las pruebas de laboratorio, tu médico puede ajustar la dosis para maximizar la eficacia y minimizar los riesgos.

Optimizando el Manejo de la Insuficiencia Venosa Crónica con Centella Asiática

En la búsqueda constante de soluciones efectivas para las complicaciones de la insuficiencia venosa crónica (CVI) y la microangiopatía venosa, la naturaleza ofrece un aliado potente: la fracción triterpénica total de Centella asiática (TTFCA). Este capítulo se dedica a explorar cómo esta planta, utilizada durante siglos en la medicina tradicional, se perfila hoy como un tratamiento prometedor según evidencias científicas recientes.

Descubriendo Centella Asiática

Imagine caminar por un sendero tranquilo, encontrándose con una planta que no solo es capaz de embellecer el paisaje, sino que también posee el poder de aliviar algunas de las molestias más persistentes y dolorosas de las varices. Centella asiática, conocida por sus propiedades curativas, ha sido estudiada exhaustivamente en contextos clínicos para validar sus beneficios en el tratamiento de la CVI.

Eficacia Comprobada en Síntomas de CVI

1. Mejora General de Síntomas:

Estudios rigurosos han demostrado que TTFCA mejora significativamente los síntomas de CVI, tales como el edema, el dolor de piernas y el prurito.

Dosis Efectivas: La dosificación de TTFCA ha variado de 30 mg dos veces al día hasta 120 mg diarios, dependiendo de la severidad de los síntomas, con tratamientos que duran entre 28 y 60 días.

2. Impacto en la Microcirculación y Volumen de la Pierna:

TTFCA ha mostrado mejoras notables en el volumen de la pierna y la circunferencia del tobillo y la pantorrilla, contribuyendo a una reducción efectiva del edema.

Mejora también parámetros micro circulatorios, incluyendo la presión parcial de oxígeno y dióxido de carbono transcutáneos (tcPO2, tcPCO2), y la respuesta venoarteriolar (VAR).

Seguridad y Tolerabilidad

Aunque los efectos adversos asociados con TTFCA son generalmente leves, como dolor estomacal y náuseas, su incidencia es baja, lo que refuerza el perfil de seguridad de este tratamiento.

Mecanismos Biológicos de Acción

Fortalecimiento de la Barrera Capilar: TTFCA reduce la permeabilidad capilar fortaleciendo las paredes venosas, lo cual disminuye la filtración y formación de edema.

Mejora de la Microcirculación: Actúa directamente en la mejora del flujo venoso, facilitando así el retorno venoso y reduciendo el estancamiento de la sangre en las extremidades inferiores.

Aplicación Práctica y Manejo Integral

Administración Ajustada: Se recomienda iniciar el tratamiento con una dosificación basada en la severidad de los síntomas y ajustar según la respuesta individual del paciente.

La fracción triterpénica total de Centella asiática (TTFCA) se ha investigado ampliamente por su efecto en la mejora de los síntomas de la insuficiencia venosa crónica (CVI), mostrando resultados prometedores en diversas investigaciones. El TTFCA ha demostrado mejorar significativamente los síntomas comunes de la CVI como el edema, el dolor de piernas y el prurito. Estas mejoras se han observado con dosis que varían de 30 mg dos veces al día hasta 120 mg diarios, aplicadas durante periodos que pueden ir de 28 a 60 días.

En cuanto a la seguridad y tolerabilidad del TTFCA, los estudios han indicado que los efectos secundarios son generalmente leves y pueden incluir síntomas gastrointestinales como dolor estomacal y náuseas, aunque estos son poco frecuentes. Este perfil de seguridad favorable hace del TTFCA una opción a considerar en el manejo de la CVI.

Es importante que cualquier suplementación con TTFCA sea supervisada por un profesional de la salud para personalizar la dosis según las necesidades y respuestas individuales, y para asegurar una integración adecuada con otras formas de manejo de la CVI, como la terapia de compresión y otros tratamientos dermoprotectores. Esto garantiza un enfoque integral que maximiza los beneficios terapéuticos mientras se minimiza el riesgo de efectos adversos.

Antes de comenzar a tomar TTFCA, consulta con un profesional de la salud para asegurarte de que es adecuado para ti, especialmente si estás tomando otros medicamentos.

¿Cuánto tiempo debo tomar TTFCA para ver mejoras en los síntomas de CVI?

Los estudios sugieren tomar TTFCA durante un periodo de 28 a 60 días para observar mejoras significativas en los síntomas de la CVI, pero la duración puede variar según la respuesta individual.

¿Existen efectos secundarios al tomar TTFCA?

Los efectos secundarios son generalmente leves e incluyen síntomas gastrointestinales como dolor estomacal y náuseas. Si experimentas efectos adversos, es importante consultar a un médico.

Monitoreo de Efectos y Ajustes de Dosis:

Es vital que la dosificación de TTFCA sea personalizada y supervisada por un médico, especialmente al inicio del tratamiento, para ajustar las dosis según las necesidades y respuestas del paciente.

Evaluación Integral:

Considera realizar evaluaciones regulares de la circunferencia de la pierna y la calidad de la piel para monitorear la eficacia de TTFCA en el manejo de la CVI y ajustar el tratamiento según sea necesario.

Conclusión

La fracción triterpénica total de Centella asiática se presenta como una opción terapéutica valiosa para mejorar los síntomas y la calidad de vida en pacientes con CVI. Con beneficios documentados y un perfil de seguridad favorable, este tratamiento natural merece ser considerado seriamente en los protocolos de manejo de la insuficiencia venosa crónica, siempre bajo la supervisión de profesionales de la salud y adaptado a las necesidades individuales del paciente.

La Importancia de la Vitamina D en la Curación de Úlceras Asociadas a Varices

¿Alguna vez te has preguntado por qué algunas heridas sanan más lentamente que otras, especialmente cuando se trata de úlceras en las piernas asociadas a varices? A través de este capítulo, exploraremos cómo un nutriente esencial, la vitamina D, juega un papel crucial en la curación de estas úlceras, ofreciéndote una nueva perspectiva y herramientas para gestionar mejor tu salud.

El Papel Vital de la Vitamina D en Tu Cuerpo

La vitamina D, conocida como la "vitamina del sol", no solo es fundamental para mantener tus huesos fuertes, sino que también tiene un impacto significativo en otras áreas de tu salud, incluyendo la función del sistema inmune y los procesos inflamatorios. Este nutriente esencial ayuda a regular la respuesta de tu cuerpo frente a las infecciones y las inflamaciones, dos factores críticos en la curación de las úlceras.

Cómo la Vitamina D Favorece la Curación de Úlceras

1. Mejora de la Función Inmune:

La vitamina D es vital para el funcionamiento adecuado de tu sistema inmune. Ayuda a activar las defensas de tu cuerpo que combaten las infecciones, lo cual es esencial para una cicatrización eficaz de las úlceras.

2. Modulación de la Inflamación:

Además, esta vitamina juega un papel en la modulación de la respuesta inflamatoria. Al controlar la inflamación, la vitamina D puede reducir el daño tisular en el área de la úlcera, facilitando así su curación.

Dosificación Recomendada y Beneficios Observados

Dosificación Efectiva:

La dosis recomendada para observar mejoras en la curación de úlceras es de 4,000 IU de vitamina D semanalmente. Esta cantidad ha demostrado ser efectiva en la mejora significativa de la cicatrización.

Impacto en Parámetros Bioquímicos:

No solo se observan mejoras en la cicatrización de las úlceras, sino también en parámetros bioquímicos importantes como el

HbA1c (un indicador del control de glucosa en sangre) y el perfil lipídico, que incluye el colesterol y los triglicéridos, mejorando de esta manera la salud cardiovascular.

Correlación entre Niveles de Vitamina D y Curación de Úlceras

Se ha encontrado una correlación positiva entre niveles adecuados de vitamina D y una mejoría en la cicatrización de úlceras. Esto significa que mantener niveles óptimos de vitamina D no solo es beneficioso para tu salud ósea e inmunológica, sino también esencial para recuperarte más rápidamente de las úlceras venosas.

Consejos Prácticos para la Ingestión de Vitamina D

1. Optimización de la Absorción:

Toma la vitamina D con una comida que contenga grasa. La vitamina D es soluble en grasa, por lo que su absorción mejora cuando se ingiere junto con alimentos ricos en grasa saludable, como el aguacate, los frutos secos, las semillas o el aceite de oliva.

2. Diversificación de Fuentes:

No dependas únicamente de los suplementos; intenta obtener vitamina D también de fuentes naturales. El salmón, el atún, el arenque y los huevos son excelentes fuentes, al igual que los productos fortificados como algunos tipos de leche y cereales.

3. Regularidad y Medición:

Toma suplementos de vitamina D de manera regular como lo recomiende tu médico y considera realizar análisis de sangre periódicamente para monitorear tus niveles de vitamina D, ajustando la dosis si es necesario.

1. ¿Cuánta vitamina D debo tomar diariamente si tengo varices?

La dosis puede variar según las necesidades individuales y el estado de salud. Para la curación de úlceras, se ha usado hasta 4,000 IU semanalmente, pero es vital consultar a un médico para una dosis personalizada.

2. ¿Puedo obtener suficiente vitamina D solo del sol?

La exposición al sol puede ayudar a producir vitamina D, pero la cantidad varía según la ubicación geográfica, la estación del año y el tipo de piel. En muchos casos, especialmente en climas menos soleados, es necesario complementar con dieta o suplementos.

3. ¿Qué hago si experimento efectos secundarios con los suplementos de vitamina D?

Si experimentas efectos secundarios como dolor estomacal, fatiga o síntomas de exceso de calcio (confusión, sed aumentada), consulta inmediatamente a tu médico.

Consejos para la Supervisión Médica

1. Consulta Inicial y Evaluaciones Regulares:

Antes de comenzar cualquier suplemento, especialmente si tienes condiciones preexistentes, es crucial obtener una evaluación médica. Los seguimientos regulares ayudarán a ajustar la dosis y a evitar interacciones con otros medicamentos.

2. Monitoreo de Interacciones:

Informa a tu médico sobre todos los medicamentos y suplementos que estás tomando para evitar interacciones, especialmente si usas medicamentos que afectan la coagulación de la sangre o el metabolismo de otros nutrientes.

3. Educación sobre Signos de Toxicidad:

Aunque es raro, la toxicidad por vitamina D puede ocurrir, especialmente con dosis altas. Es importante que estés informado sobre los signos de toxicidad, como náuseas, vómitos, debilidad y problemas renales, y que sepas cuándo buscar ayuda médica.

Conclusión

La integración de un enfoque nutricional, especialmente el aumento de la ingesta de vitamina D, podría ser una estrategia valiosa en tu plan de tratamiento para las varices y sus complicaciones. Discute con tu médico la posibilidad de medir tus niveles de vitamina D y considera la suplementación si es necesario para optimizar tu proceso de curación y mejorar tu calidad de vida.

Este capítulo te ha equipado con conocimientos clave sobre cómo un simple ajuste en tu régimen de vitaminas podría traducirse en mejoras significativas en la salud de tu piel y la rapidez en la curación de úlceras. Te invito a tomar medidas activas hacia una recuperación más eficaz y un bienestar mejorado. ¿Estás listo para hacer ese cambio?

La Vitamina C en el Manejo de Varices: Más Allá de la Prevención Cardiovascular

Imagina un día claro y soleado, perfecto para un paseo por el parque, pero te detienes, preocupado por el dolor y la hinchazón en tus piernas debido a las varices. ¿Podría un simple cambio en tu dieta o la suplementación diaria con vitamina C ser la clave para mejorar tu calidad de vida? En este capítulo, exploraremos cómo la vitamina C, más allá de sus beneficios conocidos, puede ser un aliado en el manejo de las varices.

La vitamina C es reconocida por su poderoso efecto antioxidante y su rol en la salud cardiovascular. Sin embargo, los estudios recientes han mostrado que, aunque la vitamina C no reduce directamente el riesgo de enfermedades cardiovasculares como infartos o accidentes cerebrovasculares, no se han encontrado efectos negativos significativos de su suplementación en la salud vascular general. Esto podría ser relevante para ti si tienes varices, ya que mantener una buena salud cardiovascular es fundamental en su manejo.

Mecanismos Biológicos de la Vitamina C en la Salud Vascular

1. La vitamina C protege las células de tu cuerpo del daño causado por los radicales libres a través de su función antioxidante. Este proceso es crucial para mantener la integridad de las paredes de tus vasos sanguíneos, lo cual es especialmente relevante para las personas con varices.

2. Aunque no reduce directamente eventos mayores de enfermedad cardiovascular, la vitamina C mejora el entorno microvascular. Esto es importante para gestionar síntomas asociados con las varices, como la inflamación y el dolor, a través de su influencia en la circulación sanguínea local y la reducción del estrés oxidativo.

Función en la Síntesis de Colágeno:

La vitamina C es esencial para la síntesis de colágeno, la proteína responsable de la fortaleza y elasticidad de la piel y los vasos sanguíneos. Esto es especialmente relevante en el contexto de las úlceras que pueden desarrollarse en personas con varices avanzadas.

En estudios, se ha observado que los niveles de vitamina C son significativamente más bajos en pacientes con úlceras diabéticas, sugiriendo un papel potencial en su prevención y manejo.

Recomendaciones Prácticas

Ante la falta de evidencia firme que respalde la suplementación exclusiva de vitamina C para prevenir eventos cardiovasculares, es recomendable obtener esta vitamina a través de una dieta rica en frutas y verduras, como cítricos, fresas, kiwi, pimientos y brócoli.

Si decides complementar, es esencial hacerlo bajo la supervisión de un profesional de la salud. Esto es crucial especialmente si tienes condiciones preexistentes de salud cardiovascular o circulatoria.

Este capítulo te invita a considerar la vitamina C no solo como un suplemento, sino como parte de un estilo de vida saludable que podría mejorar significativamente tu manejo de las varices y sus complicaciones asociadas.

Consejos Prácticos para la Suplementación con Vitamina C

1. Incrementa el consumo de alimentos ricos en vitamina C como cítricos, fresas, kiwi, pimientos, y brócoli. Incluir estos alimentos en tu dieta diaria puede mejorar la calidad de tu piel y fortalecer tus vasos sanguíneos.
2. Considera la suplementación solo bajo la guía de un profesional de la salud, especialmente si tienes condiciones preexistentes o estás tomando otros medicamentos.

¿Puede la vitamina C mejorar directamente las varices?

La vitamina C no trata directamente las varices, pero mejora la salud vascular y la integridad de los vasos sanguíneos a través de sus efectos antioxidantes, lo que puede ayudar a manejar los síntomas asociados con las varices.

¿Qué cantidad de vitamina C es segura para consumir diariamente?

La cantidad recomendada de vitamina C para adultos varía, pero generalmente, 65 a 90 mg diarios son suficientes. Es importante no exceder los 2,000 mg diarios para evitar efectos secundarios.

Consultas Regulares:

Programa revisiones regulares con tu médico para monitorear la eficacia de la suplementación con vitamina C y ajustar la dosis si es necesario.

Evaluación de Interacciones Medicamentosas:

Discute con tu médico todos los medicamentos que estás tomando para asegurar que no haya interacciones adversas con la suplementación de vitamina C.

La Balanza del Peso Corporal y las Varices: Un Equilibrio Crucial

Como nutricionista dedicado al estudio y aplicación de estrategias de bienestar integral, he observado repetidamente cómo el manejo del peso influye directamente en el tratamiento y los síntomas de las varices. En este capítulo, te invito a explorar no solo las conexiones científicas entre el sobrepeso y las varices sino también cómo ajustes prácticos en tu vida diaria pueden mejorar significativamente tu salud venosa.

Piensa en las venas de tus piernas como carreteras que, bajo presión adicional, se vuelven propensas a obstrucciones y daños. El sobrepeso y la obesidad, que afectan al 64% de ciertas poblaciones, ejercen una presión considerable sobre estas "carreteras", intensificando los síntomas de las varices y elevando el riesgo de complicaciones graves como úlceras venosas. Pero ¿cómo ocurre esto exactamente?

El exceso de peso no solo carga físicamente las venas, sino que también provoca cambios metabólicos e inflamatorios. Por ejemplo, la obesidad aumenta la presión intraabdominal, lo cual dificulta el retorno venoso, esencial para un flujo sanguíneo saludable. Además, el tejido adiposo en exceso segrega sustancias que fomentan un estado inflamatorio crónico, complicando aún más la salud de tus venas.

Innovaciones en el Tratamiento de Varices para Diferentes Índices de Masa Corporales

La Terapia Endovenosa Térmica (ETA), una técnica moderna y eficaz, ha demostrado ser particularmente efectiva, cerrando casi el 100% de las venas troncales tratadas, sin importar si el paciente tiene un IMC alto o normal. A pesar de su alta eficacia, el seguimiento postratamiento revela que las complicaciones, aunque raras, tienden a ser más frecuentes en personas con un IMC más alto, lo que resalta la necesidad de una vigilancia cuidadosa y ajustes personalizados en el manejo de la anticoagulación y el dolor después del procedimiento.

Estrategias Prácticas para un Peso Saludable

Reducir y mantener un peso saludable no solo mejora tu perfil venoso, sino que también potencia la efectividad de tratamientos como la ETA. La combinación de una dieta balanceada, rica en nutrientes y baja en alimentos procesados, junto con un régimen de ejercicio regular que favorezca la circulación, puede transformar tu manejo de las varices. Consultar a un nutricionista puede proporcionarte un plan personalizado que se ajuste a tus necesidades y objetivos específicos.

50

Reflexiona sobre cómo cada elección diaria afecta tu salud vascular. ¿Estás listo para tomar medidas proactivas para aliviar tus síntomas y mejorar tu calidad de vida? La implementación de estas recomendaciones no solo te beneficiará a corto plazo, sino que también te ayudará a evitar complicaciones futuras asociadas con las varices.

Consejos Prácticos

Incorporación de Actividad Física Moderada:

Integra caminatas diarias de al menos 30 minutos para mejorar la circulación y aliviar la presión en las venas de las piernas. Incrementa gradualmente la duración e intensidad según tu capacidad.

Ejercicios de Elevación de Piernas:

Realiza ejercicios de elevación de piernas dos veces al día para facilitar el retorno venoso. Estos pueden incluir acostarse y levantar las piernas contra una pared durante 5 a 10 minutos.

Mantenimiento de la Hidratación Adecuada:

Bebe entre 1.5 y 2 litros de agua al día para ayudar a mantener una buena circulación y reducir la hinchazón.

¿Cómo afecta el sobrepeso a las varices?

El sobrepeso incrementa la presión en las venas de las piernas, lo que puede debilitar las válvulas venosas y exacerbar las varices.

¿Qué tipo de ejercicio es recomendable para alguien con varices?

Prefiere ejercicios de bajo impacto como nadar, caminar o andar en bicicleta, y evita actividades que requieran saltar o correr en superficies duras.

Consejos para la Supervisión Médica

Consulta Inicial con un Profesional de la Salud:

Antes de modificar tu dieta o iniciar un nuevo régimen de ejercicios, consulta con un médico para asegurar que las actividades seleccionadas son seguras para ti.

Monitoreo Regular del Progreso:

Programa visitas de seguimiento regularmente para evaluar el progreso y realizar ajustes necesarios en tu plan de manejo de las varices.

Evaluación Nutricional por un Especialista:

Considera la posibilidad de consultar a un nutricionista para desarrollar un plan alimenticio que apoye la salud vascular, ajustado a tus necesidades nutricionales específicas.

Este capítulo ha sido una invitación a ver más allá del tratamiento convencional de las varices, adentrándote en cómo un enfoque integral, que incluye el manejo del peso, puede mejorar significativamente tus resultados de tratamiento y tu bienestar general. Tu viaje hacia la recuperación y el mantenimiento de las varices está profundamente ligado a tu estilo de vida, y cada paso que tomas hacia un peso saludable es un paso hacia venas más saludables.

Actividad Física y Nutrición para el Manejo de Varices

En nuestra jornada hacia una vida más saludable, especialmente para aquellos que enfrentan desafíos como las varices, el equilibrio entre la actividad física adecuada y una nutrición óptima es fundamental. Este capítulo se centra en cómo la actividad física, combinada con la terapia de compresión, juega un papel crucial en el tratamiento y prevención de las varices y sus complicaciones, como las úlceras venosas.

Imagina tus venas como ríos que necesitan un flujo constante para mantenerse limpios y funcionales. Cuando llevamos un estilo de vida sedentario, es como si esos ríos se estancaran, lo que puede agravar condiciones como las varices. Aquí es donde la actividad física entra en juego. Realizar ejercicios de bajo impacto como caminar o nadar puede mejorar significativamente la circulación sanguínea, crucial para prevenir el estancamiento de la sangre en las venas. Pero ¿cómo funciona exactamente?

La actividad física estimula la circulación en las extremidades inferiores, mejorando la oxigenación y el transporte de nutrientes a las áreas afectadas, lo que acelera la curación de las úlceras.

El ejercicio regular puede moderar la respuesta inflamatoria sistémica asociada con varices y úlceras venosas.

Potenciación del Metabolismo de Óxido Nítrico (NO): El ejercicio aumenta la producción de NO, esencial para la vasodilatación y la salud vascular.

Recomendaciones Basadas en la Revisión de la Eficacia de la Actividad Física

A través de un riguroso análisis de estudios, he identificado que la actividad física, especialmente cuando se combina con la terapia de compresión, puede mejorar notablemente la curación de las úlceras venosas y prevenir su recurrencia. Los ejercicios deben ser de bajo costo, de fácil implementación y adaptados a la capacidad de cada individuo.

Implementación Práctica de la Actividad Física

1. Programas de Ejercicio Multicomponente:

Combinar entrenamiento de resistencia con ejercicios de movilidad de pies y tobillos. Estas intervenciones deben ser supervisadas para asegurar la correcta ejecución y mejorar los resultados clínicos.

2. Supervisión y Apoyo:

Implementar la tele monitorización o entrenamiento virtual, particularmente útil en situaciones como la pandemia de CO-VID-19, para mantener la adherencia a los programas de ejercicio.

3. Evaluación Continua:

Monitorizar los efectos de la actividad física sobre la curación de las úlceras y evaluar la calidad de vida, los niveles de dolor y los costos económicos asociados.

Consejos Prácticos

Establecer una Rutina de Ejercicio Regular:

Comienza con actividades de bajo impacto como caminar o nadar, e incrementa gradualmente la duración y frecuencia de los ejercicios. Considera incluir ciclos de ejercicios de pie y to-billo para mejorar el retorno venoso.

Integrar Sesiones de Estiramiento:

Incluye rutinas de estiramiento en tu programa de ejercicios. Esto puede ayudar a mejorar la flexibilidad y circulación, re-duciendo la presión en las venas.

Uso de Medias de Compresión Durante el Ejercicio:

Usa medias de compresión durante y después del ejercicio para mejorar el soporte venoso y reducir el riesgo de hinchazón.

¿Qué tipo de ejercicios son más efectivos para las varices?

Los ejercicios de bajo impacto como caminar, nadar y el ciclismo son los más recomendados para mejorar la circulación sin poner demasiada presión en las venas.

¿Cómo ayuda la terapia de compresión combinada con el ejercicio?

La terapia de compresión ayuda a mejorar el flujo sanguíneo y reduce la hinchazón, mientras que el ejercicio promueve una circulación sanguínea saludable y puede prevenir la progresión de las varices.

Consulta Regular con Profesionales:

Programa visitas regulares con tu médico para monitorear la progresión de las varices y ajustar el tratamiento según sea necesario. Esto es crucial especialmente después de iniciar un nuevo régimen de ejercicio.

Evaluación de la Adecuación de las Medias de Compresión:

Asegúrate de que las medias de compresión sean del tamaño y compresión adecuados. Un especialista puede ayudarte a seleccionar el tipo más adecuado para tu condición.

Monitoreo de la Respuesta al Ejercicio:

Observa cómo reacciona tu cuerpo al ejercicio y reporta cualquier síntoma nuevo o aumento de los síntomas a tu médico.

Conclusión: Un Paso Adelante en el Tratamiento de Varices

Aunque los detalles específicos sobre la actividad física óptima aún están por determinarse, es evidente que incorporar ejercicio moderado como complemento a la terapia de compresión puede ofrecer beneficios adicionales en el manejo de las varices y las úlceras venosas. Este capítulo no solo subraya la importancia de una estrategia integral que combine ambos tratamientos, sino que también anima a personalizar y adaptar estas recomendaciones a las necesidades individuales de cada paciente, garantizando así la máxima eficacia y seguridad en su aplicación.

A medida que consideras esta información, reflexiona sobre cómo puedes integrar estos consejos en tu vida diaria. ¿Qué pasos puedes tomar hoy para activar tu circulación y fortalecer tus venas? Este enfoque holístico no solo mejora tu condición venosa, sino que también eleva tu bienestar general, permitiéndote disfrutar de una vida más activa y saludable.

El Yoga y su Impacto en el Manejo de Varices

¿Te has detenido alguna vez a considerar que una práctica milenaria como el yoga podría ser efectiva no solo para tu bienestar mental y físico general, sino también para combatir las varices? Este capítulo desglosa los hallazgos de un estudio innovador sobre los efectos del yoga en las varices, explicando cómo podría integrarse en tu rutina diaria para mejorar significativamente tu salud vascular.

El estudio en cuestión analizó de manera exhaustiva los efectos del yoga en personas con varices, enfocándose en varios aspectos clave:

1. Reducción de Marcadores Inflamatorios: Los participantes que practicaron yoga mostraron una disminución significativa en niveles de proteína C-reactiva de alta sensibilidad (hs-CRP) y homocisteína (HCy), indicadores cruciales de inflamación en el cuerpo.

2. Mejora en Parámetros Físicos y Cardiovasculares: Notablemente, el grupo de yoga experimentó reducciones en peso corporal, índice de masa corporal (BMI), presión arterial y

frecuencia cardíaca, lo que sugiere un impacto cardiovascular positivo de esta práctica.

3. Influencia en la Microcirculación: La intervención con yoga mejoró la función del músculo de la pantorrilla y el retorno venoso, elementos vitales para combatir la estasis venosa que frecuentemente acompaña las varices.

Recomendaciones Basadas en el Estudio

Adopción de Regímenes de Yoga: Incorporar el yoga en el tratamiento de varices puede mejorar notablemente la circulación y reducir los marcadores de inflamación. Las sesiones regulares, adaptadas a cada individuo, pueden marcar una diferencia significativa en la salud vascular.

Monitoreo Continuo de Parámetros Cardiovasculares: Se recomienda supervisar de cerca la presión arterial y la frecuencia cardíaca para evaluar la respuesta al tratamiento y ajustar la práctica de yoga según sea necesario.

Evaluación Regular de la Función Endotelial: Es crucial realizar pruebas periódicas para marcadores inflamatorios, que pueden ofrecer insights sobre la evolución y manejo de las varices.

Mecanismos Biológicos que Subyacen a los Beneficios del Yoga

Función del Músculo de la Pantorrilla y el Retorno Venoso: El yoga fortalece la función muscular de la pantorrilla, facilitando el retorno venoso y reduciendo la probabilidad de formación de varices.

Reducción de la Inflamación Sistémica: Las técnicas de relajación y las posturas de yoga ayudan a mitigar el estrés y la inflamación, afectando positivamente las venas y la salud vascular en general.

Mejora de la Microcirculación: Las prácticas de yoga fomentan una mejor circulación sanguínea, crucial para el manejo de las varices y la reducción de síntomas como el dolor y la hinchazón.

Aplicación Práctica y Contexto Específico

Personalización del Tratamiento: Es fundamental adaptar las sesiones de yoga a las capacidades y limitaciones de cada persona, asegurando que todos puedan participar de manera segura y efectiva.

Educación y Apoyo Continuo: Proporcionar información continua y apoyo a los pacientes es clave para superar barreras físicas y psicológicas, como el miedo al dolor o la preocupación por la seguridad.

Conclusión: Yoga, un Complemento Valioso para el Tratamiento de Varices

Incluir el yoga como parte de un enfoque integrado para el manejo de varices no solo es beneficioso para la salud física, sino que también mejora la calidad de vida al reducir el dolor y la inflamación. Este capítulo te ha guiado a través del potencial del yoga para transformar tu manejo de las varices, subrayando la importancia de un enfoque personalizado y bien supervisado.

¿Estás listo para dar el siguiente paso y explorar cómo el yoga puede ayudarte a vivir mejor con varices? Considera esta práctica no solo como ejercicio, sino como una parte esencial de tu viaje hacia una salud vascular óptima.

Consejos Prácticos

1. Posturas de Yoga Beneficiosas para las Varices:

Integra posturas como la "pierna contra la pared" (Viparita Karani) y la "postura del puente" (Setu Bandhasana) en tu práctica diaria.

Estas posturas ayudan a mejorar la circulación sanguínea en las piernas, aliviando la presión venosa y reduciendo la hinchazón.

2. Frecuencia y Duración:

Practica yoga al menos tres veces por semana durante 30 a 45 minutos por sesión.

La práctica regular mejora la flexibilidad, fortalece los músculos de la pantorrilla y promueve un retorno venoso eficiente.

3. Combina Yoga con Medidas de Autocuidado:

Usa medias de compresión durante el día y realiza estiramientos suaves cada pocas horas.

Esto ayuda a mantener una buena circulación y prevenir la formación de nuevas varices.

¿El yoga puede realmente ayudar a mejorar las varices?

Sí, el yoga puede ser muy beneficioso para las personas con varices. Las posturas de yoga y técnicas de respiración mejoran la circulación sanguínea, reducen la inflamación y fortalecen los músculos de la pantorrilla, lo que facilita el retorno venoso y disminuye los síntomas de las varices.

¿Cuáles son las mejores posturas de yoga para las varices?

Algunas de las posturas más efectivas incluyen la "pierna contra la pared" (Viparita Karani), la "postura del puente" (Setu Bandhasana), y la "postura del perro boca abajo" (Adho Mukha Svanasana). Estas posturas ayudan a mejorar la circulación y reducir la presión en las venas de las piernas.

¿Es seguro practicar yoga si ya tengo varices avanzadas?

Sí, pero es importante hacerlo bajo la supervisión de un instructor de yoga calificado y, preferiblemente, con el consentimiento de tu médico. Adaptar las posturas y evitar aquellas que ejerzan demasiada presión sobre las venas es crucial para evitar complicaciones.

Consejos para la Supervisión Médica

1. Consulta Inicial:

Antes de comenzar cualquier programa de yoga, consulta con tu médico para evaluar tu condición venosa y recibir recomendaciones específicas.

Esto asegura que las posturas de yoga elegidas sean seguras y adecuadas para tu situación particular.

2. Monitoreo Regular:

Programa revisiones regulares con tu médico para monitorear tu progreso y ajustar el plan de yoga según sea necesario.

El monitoreo continuo ayuda a identificar mejoras y ajustar la intensidad o frecuencia de la práctica para maximizar los beneficios sin riesgo.

3. Colaboración con Instructores de Yoga:

Informa a tu instructor de yoga sobre tu condición de varices para que pueda adaptar las posturas y ofrecer modificaciones seguras.

Un instructor informado puede proporcionarte una práctica personalizada que respete tus limitaciones y promueva tu bienestar.

Conclusión

El yoga no solo es una práctica beneficiosa para la mente y el cuerpo, sino que también puede ser una herramienta poderosa en la gestión de las varices. Integrar el yoga en tu rutina diaria, bajo la supervisión adecuada, puede mejorar significativamente tu salud vascular, reducir la inflamación y aliviar los síntomas asociados con las varices. ¿Estás listo para explorar cómo el yoga puede transformar tu manejo de las varices y mejorar tu calidad de vida?

Estrategias para Mejorar la Salud Venosa en el Ambiente Laboral

Imagina un día típico en tu lugar de trabajo, ¿cuántas horas pasas sentado o de pie en una posición fija? ¿Sabías que esta simple rutina puede influir significativamente en la salud de tus venas? En este capítulo, exploraremos cómo pequeños cambios en tus hábitos laborales pueden tener un impacto profundo en la prevención y manejo de las varices, una condición que afecta a millones de personas cada año.

En estudios recientes, se ha observado que la prevalencia de úlceras venosas en etapas avanzadas es mayor en individuos que permanecen de pie por más de cuatro horas seguidas. Este dato es crucial porque destaca cómo la rutina laboral puede contribuir al desarrollo de problemas venosos serios.

Cuando permanecemos en una posición estática, ya sea de pie o sentados, la circulación sanguínea en nuestras piernas se ve afectada negativamente. Esto ocurre porque la inactividad prolongada impide la acción de la 'bomba muscular' en nuestras pantorrillas, que es esencial para impulsar la sangre de vuelta al corazón. Sin esta acción de bombeo, la sangre puede acumularse en las venas, aumentando la presión venosa y, con el tiempo, contribuyendo al desarrollo de varices.

Adaptaciones Prácticas en el Ambiente Laboral

1. Alternancia entre estar de pie y sentado:

Introducir intervalos regulares en los que cambies entre estar sentado y de pie. Si tu trabajo implica estar mucho tiempo en una posición, toma breves pausas para caminar o realizar estiramientos ligeros.

Este hábito no solo reduce la presión en las venas de tus piernas, sino que también promueve una mejor circulación sanguínea.

2. Rediseño del entorno laboral:

Estrategia: Ajustar los espacios de trabajo para facilitar la movilidad. Por ejemplo, establecer áreas para que los empleados puedan realizar estiramientos sencillos o caminar unos minutos.

Estas modificaciones pueden hacer una gran diferencia en la salud venosa de todos en el ambiente laboral.

Evaluación Clínica y Referencia a Especialistas

Si se detectan síntomas de insuficiencia venosa crónica, es fundamental una pronta evaluación por un especialista. Las pruebas diagnósticas pueden variar desde métodos no invasivos, como el Doppler ultrasonido, hasta técnicas más complejas. Sin embargo, para la comodidad y seguridad de los pacientes, las pruebas no invasivas son generalmente preferidas.

Prevención y Cuidado Continuo

En sectores donde las jornadas de pie son la norma, como en el comercio y la salud, implementar medidas preventivas es esencial. Esto puede incluir:

Uso de medias de compresión: Ayudan a mejorar la circulación y a prevenir la acumulación de sangre en las venas.

Actividades de bajo impacto: Programas de caminata o ejercicios ligeros durante los descansos pueden ser significativamente beneficiosos.

Consejos Prácticos

Adopta una Estación de Trabajo Ergonómica: Asegúrate de que tu espacio de trabajo permita alternar entre estar sentado y de pie. Considera la inversión en escritorios ajustables que faciliten esta alternancia.

Establece Recordatorios para Moverte: Usa alarmas o aplicaciones que te recuerden tomar pausas regulares para estirarte o caminar, lo que puede ayudar a mejorar la circulación y reducir la presión venosa.

Personaliza Tu Rutina de Estiramientos: Incluye ejercicios específicos que puedas hacer en el trabajo para mejorar la circulación, como rotar los tobillos, flexionar los músculos de la pantorrilla y estirar las piernas.

¿Cuánto tiempo debo estar de pie para evitar problemas de varices si mi trabajo es mayormente sedentario?

Idealmente, intenta levantarte al menos 5 minutos cada hora para reducir el riesgo de varices y otros problemas circulatorios.

¿Qué tipo de medias de compresión son recomendables para alguien que está de pie todo el día?

Busca medias de compresión graduadas que se ajusten bien y que tengan el nivel de compresión recomendado por tu médico, generalmente entre 20 y 30 mmHg para situaciones de trabajo.

Consejos para la Supervisión Médica

Consulta Regular con un Especialista: Si estás en riesgo de desarrollar varices o ya las tienes, es importante tener revisiones regulares con un especialista vascular que pueda monitorizar tu progreso y ajustar tu plan de tratamiento según sea necesario.

Evaluación Profesional de Medias de Compresión: Asegúrate de que un profesional de la salud te ayude a elegir y ajustar tus medias de compresión para asegurar que están proporcionando el soporte adecuado sin comprometer la circulación.

Monitoreo de Síntomas: Reporta cualquier nuevo síntoma o aumento de los síntomas a tu médico, como aumento de la hinchazón, cambios en el color de la piel o dolor en las piernas.

Conclusión: Tomando Acción en Nuestras Manos

Cada paso que tomas, cada cambio que implementas en tu rutina laboral no solo mejora tu salud venosa, sino que también realza tu calidad de vida general. ¿Estás listo para transformar tu entorno laboral y cuidar de tus venas con la misma dedicación con que cuidas de tu trabajo?

Este capítulo te ha provisto de herramientas prácticas y conocimientos esenciales para que puedas tomar decisiones informadas sobre cómo gestionar mejor las varices en el contexto laboral. Recuerda, cada pequeña acción cuenta en tu camino hacia una salud venosa óptima.

El Poder de Ruscus Aculeatus en el Tratamiento de Varices

En un mundo donde la naturaleza ofrece remedios para casi todas nuestras dolencias, una planta poco conocida pero poderosa se destaca por su capacidad para aliviar los síntomas de las varices: Ruscus aculeatus, comúnmente conocido como "escoba de carnicero". A lo largo de este capítulo, exploraremos cómo esta planta puede transformar tu enfoque hacia el manejo de las varices, apoyándose en una sólida base científica para garantizar efectividad y seguridad.

Imagina un pequeño arbusto perenne, resistente y lleno de secretos. Originario de Europa, el Ruscus aculeatus es más que una simple planta: es un arsenal de componentes bioactivos que incluyen saponinas como la ruscogenina y la neoruscogenina, flavonoides, esteroles y triterpenos. Estos compuestos no son solo nombres complicados; son las claves para revitalizar las venas cansadas y sobrecargadas.

Beneficios de la Microcirculación

1. Actividad Venotónica:

¿Qué significa esto? Ruscus aculeatus mejora el tono venoso. Actúa estimulando la liberación de norepinefrina, un neurotransmisor que activa los receptores adrenérgicos en las paredes de las venas, causando que estas se tensen y reduzcan su diámetro, lo que ayuda a impulsar la sangre hacia el corazón.

Beneficio Práctico: Al mejorar el tono venoso, se reduce la sensación de pesadez en las piernas y se previene la progresión de las varices.

2. Protección Endotelial:

¿Cómo funciona? La planta exhibe poderosos efectos antioxidantes y antiinflamatorios, protegiendo las células que recubren el interior de las venas. Esto es crucial para prevenir el daño vascular y mantener una circulación sanguínea saludable.

Uso Clínico y Seguridad

Eficacia Comprobada: Ruscus aculeatus ha demostrado ser efectivo en el tratamiento de la enfermedad venosa periférica (PVD) y las hemorroides. Los estudios muestran una reducción significativa en el diámetro de las venas afectadas, lo que alivia los síntomas y mejora la calidad de vida de los pacientes.

Efectos Adversos: Aunque es generalmente bien tolerado, es crucial estar atento a posibles efectos adversos. Un caso reportó cetoacidosis diabética, lo que subraya la necesidad de supervisión médica al incluir este suplemento en tu régimen.

Efectos Adversos y Seguridad:

Los efectos adversos mencionados son en general leves, como constipación o náuseas. Sin embargo, el caso aislado de cetoacidosis diabética reportado requiere precaución y supervisión médica, especialmente en pacientes con factores de riesgo o condiciones preexistentes. Esto subraya la importancia de la supervisión médica al considerar la suplementación con Ruscus aculeatus.

Recomendaciones para el Uso Seguro y Eficaz

Dosis y Administración: La dosis típicamente recomendada varía, pero los estudios sugieren que dosis de 100-150 mg diarios son efectivas. Es crucial seguir las instrucciones de dosificación y consultar a un profesional de la salud antes de comenzar cualquier nueva suplementación, especialmente para ajustar la dosis según la respuesta individual y prevenir interacciones o efectos secundarios.

Monitoreo y Supervisión Médica: Dada la posibilidad de efectos secundarios y la interacción con otras condiciones médicas, el monitoreo por parte de un profesional de la salud es esencial. Esto asegura que el tratamiento sea no solo efectivo sino también seguro para el paciente.

Consejos Prácticos

Uso Regular de Extractos: Considera incorporar suplementos de Ruscus aculeatus en tu rutina diaria. La dosis recomendada suele ser de 100-150 mg diarios, dependiendo de la concentración de los extractos y de la recomendación médica.

Aplicaciones Tópicas: Explora productos tópicos que contengan Ruscus aculeatus, como geles o cremas, que puedan aplicarse directamente en las áreas afectadas para aliviar síntomas como la pesadez y el edema.

Combinación con Otros Tratamientos: Usa Ruscus aculeatus en combinación con otros tratamientos como medias de compresión y ajustes dietéticos para maximizar los beneficios en el manejo de las varices.

¿El Ruscus aculeatus es adecuado para todos los pacientes con varices?

Aunque es beneficioso para muchos, su uso debe ser evaluado individualmente, especialmente en personas con condiciones de salud preexistentes. Consulta siempre a un profesional antes de empezar cualquier suplemento nuevo.

¿Cuánto tiempo debería tomar Ruscus aculeatus para ver mejoras?

Los beneficios se pueden observar típicamente después de unas semanas de uso continuo. Sin embargo, los resultados pueden variar según el individuo y la severidad de los síntomas.

Consejos para la Supervisión Médica

Evaluación Inicial y Seguimiento: Antes de iniciar el tratamiento con Ruscus aculeatus, es importante realizar una evaluación médica para determinar la idoneidad de este suplemento para tu caso específico. El seguimiento regular ayudará a ajustar la dosis y monitorear la eficacia y seguridad del tratamiento.

Monitoreo de Interacciones y Efectos Secundarios: Dado que el Ruscus aculeatus puede interactuar con otros medicamentos y suplementos, la supervisión médica es crucial para prevenir interacciones adversas y reconocer cualquier efecto secundario temprano.

Conclusión: Un Aliado Verde para Tus Venas

Ruscus aculeatus no es solo un suplemento; es una promesa de la naturaleza para una mejor salud venosa. Al integrar esta planta en tu estrategia de manejo de varices, acompañada de ejercicio regular y una dieta balanceada, puedes lograr un control significativo sobre tus síntomas y mejorar tu calidad de vida. Este capítulo ha desglosado no solo cómo la planta trabaja para tu beneficio, sino también cómo puedes implementarla de manera segura y efectiva.

Hawthorn (Crataegus spp.) y su Rol en el Manejo de Varices

Imagina una planta que no solo embellece el paisaje con sus flores delicadas y sus frutos rojos, sino que también esconde el poder de proteger y revitalizar tus venas. El Hawthorn, o espino blanco, es ese guardián silencioso, un aliado inesperado en la lucha contra las varices. En este capítulo, descubriremos cómo esta planta milenaria puede ayudarte a mejorar la microcirculación y proteger tus venas.

Originario de regiones templadas de Europa, el espino blanco ha sido venerado por generaciones por sus cualidades cardiotónicas. Sin embargo, sus beneficios van más allá del corazón, extendiéndose a las diminutas venas que forman parte del vasto río circulatorio de nuestro cuerpo.

Componentes Bioactivos

El Hawthorn es rico en flavonoides como la procianidina, el hiperósido y la vitexina-2-rhamnoside. Estos componentes no solo son palabras complejas en un libro de botánica; son los arquitectos de un sistema circulatorio saludable. Además, contiene ácidos triterpénicos y fenólicos, que refuerzan sus efectos protectores y reparadores.

Beneficios para la Microcirculación

1. Vaso relajación:

¿Qué significa esto? El Hawthorn promueve la secreción de óxido nítrico, una molécula crucial que ayuda a relajar los músculos lisos de las venas. Esto facilita un flujo sanguíneo más libre y reduce la presión que puede causar varices.

2. Protección Endotelial:

¿Cómo protege a las venas? La planta fortalece la barrera interna de las venas (el endotelio), inhibiendo procesos que pueden dañarla y activando mecanismos que la estabilizan. Esto es vital para prevenir las varices, ya que un endotelio sano impide que la sangre se acumule y forme venas varicosas.

Uso Clínico y Precauciones

Aplicaciones Terapéuticas: Hawthorn ha mostrado promesa en el tratamiento de la isquemia y la prevención de arritmias. Su capacidad para proteger contra las lesiones por reperfusión/isquemia lo convierte en un candidato ideal para estudios más profundos en el contexto de enfermedades venosas.

Efectos Adversos:

Aunque es generalmente seguro, algunos efectos adversos como mareos y molestias gastrointestinales han sido reportados. Es importante consultar con un profesional de la salud antes de comenzar cualquier suplemento, especialmente durante el embarazo o la lactancia.

El Hawthorn, o espino blanco, ha sido investigado por su capacidad para mejorar la salud cardiovascular y podría beneficiar a aquellos con varices por sus efectos en la microcirculación. Los estudios han destacado sus propiedades como cardiotónico, gracias a su alto contenido en flavonoides, como la procianidina, hiperósido, y vitexina-2-rhamnoside. Estos compuestos ayudan a dilatar los vasos sanguíneos periféricos y coronarios, lo cual mejora el flujo sanguíneo al corazón y puede ser útil para aliviar condiciones asociadas como el dolor de pecho o angina.

Además, el Hawthorn promueve la secreción de óxido nítrico, un vasodilatador natural que relaja los vasos sanguíneos y mejora la circulación general, lo que puede ser particularmente beneficioso para la microcirculación afectada en casos de varices.

Si estás considerando incluir el Hawthorn en tu régimen diario, es recomendable hacerlo bajo supervisión médica, especialmente si estás embarazada, lactando o tomando medicamentos para enfermedades del corazón, ya que puede interactuar con estos tratamientos.

Este enfoque natural, combinado con un estilo de vida activo y una alimentación saludable, puede ser una parte valiosa de tu estrategia para manejar las varices y mejorar tu bienestar cardiovascular.

Consejos Prácticos

Incorporación Diaria: Considera incluir el espino blanco en tu régimen diario a través de cápsulas o tés. Asegúrate de utilizar extractos estandarizados para obtener los mejores resultados.

Combinación de Tratamientos: Utiliza el espino blanco en combinación con otras terapias para varices, como medias de compresión y ejercicio, para maximizar los efectos beneficiosos.

¿Cuánto tiempo se tarda en ver los efectos del espino blanco?

Los beneficios del espino blanco pueden tardar varias semanas en manifestarse. La persistencia es clave, y los efectos pueden variar de persona a persona.

¿Existen interacciones medicamentosas con el espino blanco?

Sí, el espino blanco puede interactuar con medicamentos para el corazón y la presión arterial. Siempre consulta con un profesional de la salud antes de comenzar a tomarlo, especialmente si ya estás bajo tratamiento médico.

Consejos para la Supervisión Médica

Consultas Regulares: Antes de iniciar el tratamiento con espino blanco, consulta a un profesional de la salud. Es crucial ajustar la dosis adecuadamente y monitorear la respuesta al tratamiento.

Monitoreo de Efectos Secundarios: Aunque el espino blanco es generalmente seguro, es importante estar atento a los efectos secundarios como mareos o molestias gastrointestinales. Informa cualquier síntoma adverso a tu médico.

Conclusión: Más Allá de la Belleza

El espino blanco no solo es una planta hermosa; es un testamento de cómo la naturaleza nos provee de herramientas poderosas para cuidar de nuestra salud de manera integral. Al integrar el Hawthorn en tu vida, no solo estás eligiendo tratar tus varices, sino que también estás tomando una decisión consciente de proteger y mejorar tu sistema circulatorio en su totalidad.

Ginseng: Un Aliado Antiguo para la Salud Venosa Moderna

Imagina por un momento una raíz que no solo ha sido valorada por milenios en la medicina tradicional asiática, sino que también posee el poder de revitalizar tus venas desde adentro. Estamos hablando del ginseng, una planta cuyas raíces esconden más que simples mitos: esconden una farmacia natural capaz de mejorar significativamente tu circulación venosa.

Descubriendo el Ginseng

El ginseng, venerado en la medicina oriental por su capacidad para equilibrar el cuerpo y la mente, contiene una serie de compuestos bioactivos llamados ginsenósidos. Estos compuestos son los responsables de muchos de los beneficios saludables del ginseng, y su estudio ha fascinado tanto a médicos como a científicos.

Componentes Bioactivos y Sus Efectos

Ginsenósidos (Rb1, Rg1, Rg3, Re, Rd): Estos saponinas tienen un papel crucial en la promoción de la salud cardiovascular y venosa. Actúan sobre el sistema vascular de maneras que pueden transformar la salud de quienes sufren de varices.

Alcaloides y ácidos fenólicos: Complementan la acción de los ginsenósidos, ofreciendo protección antioxidante y antiinflamatoria.

Beneficios para la Microcirculación

1. Vasodilatación:

¿Cómo funciona? Los ginsenósidos estimulan la producción de óxido nítrico en el endotelio, la capa interna de las venas. Esto provoca la relajación de los músculos lisos vasculares, permitiendo que las venas se dilaten y faciliten un mejor flujo sanguíneo. ¿Te imaginas facilitar el tránsito de la sangre a través de tus venas como quien despeja un atasco en una carretera muy transitada?

2. Protección Endotelial:

¿Qué implica esto? Además de mejorar la circulación, el ginseng protege las paredes de las venas contra daños por reperfusión/isquemia (I/R), que es cuando el flujo de sangre se restaura a un área previamente privada de oxígeno. Este tipo de protección es crucial para prevenir el daño venoso a largo plazo.

Consideraciones y Efectos Adversos

Aunque el ginseng es un potente aliado para la salud venosa, su uso no está exento de precauciones. Algunos efectos adversos incluyen náuseas, diarrea e insomnio, y es particularmente importante evitar su consumo durante el embarazo o la lactancia debido a sus efectos sobre el tono y la motilidad del miometrio.

¿Has considerado alguna vez cómo una planta como el ginseng podría alterar la gestión de tus varices? ¿Qué cambios podrías implementar en tu vida diaria para aprovechar sus beneficios?

Conclusión: Ginseng, Más Que Una Raíz Milagrosa

El ginseng ofrece más que anécdotas de la medicina tradicional; ofrece soluciones respaldadas por la ciencia moderna para problemas circulatorios contemporáneos. Al integrar el ginseng en tu régimen diario, junto con una dieta equilibrada y ejercicio, estás no solo cuidando tus venas, sino mejorando tu salud vascular integral.

En las páginas siguientes, continuaremos explorando otros remedios naturales y estrategias nutricionales que complementan el uso del ginseng, asegurando que tienes las herramientas necesarias para vivir una vida libre de las limitaciones impuestas por las varices.

El ginseng, apreciado en la medicina tradicional asiática por sus múltiples beneficios, contiene ginsenósidos como Rb1, Rg1, Rg3, Re, Rd, que son esenciales para mejorar la salud cardiovascular y venosa. Estos compuestos estimulan la producción de óxido nítrico, lo que facilita la vasodilatación y mejora la microcirculación. Además, el ginseng ofrece protección antioxidante y antiinflamatoria, lo cual es crucial para mantener una buena salud venosa y prevenir complicaciones asociadas a las varices.

Beneficios del Ginseng para la Microcirculación y la Salud Venosa

1. Vasodilatación: Los ginsenósidos estimulan la relajación de los músculos lisos vasculares, lo que permite un mejor flujo sanguíneo y reduce la presión en las venas.

2. Protección Endotelial: El ginseng protege el endotelio, la capa interna de las venas, de daños potenciales, lo que es vital para prevenir problemas venosos a largo plazo.

Efectos Adversos y Precauciones

Aunque el ginseng es generalmente bien tolerado, puede causar náuseas, diarrea e insomnio.

Es importante evitar su consumo durante el embarazo o la lactancia debido a sus efectos sobre el tono y la motilidad del miometrio.

Recomendaciones Prácticas

Integrar el ginseng en tu régimen diario podría mejorar significativamente tu manejo de las varices.

Es aconsejable hacerlo bajo supervisión médica para ajustar la dosis adecuadamente y monitorizar posibles efectos adversos.

El uso de ginseng, combinado con una dieta equilibrada y ejercicio regular, puede ofrecer una estrategia integral para mejorar la salud vascular y aliviar los síntomas de las varices.

Consejos Prácticos

Incorporación del Ginseng: Integra el ginseng en tu dieta a través de cápsulas o té de ginseng. Asegúrate de comenzar con dosis bajas para evaluar la tolerancia.

Combinación de Tratamientos: Combina el uso del ginseng con otros tratamientos recomendados para las varices, como la elevación de las piernas y el uso de medias de compresión, para optimizar los resultados.

¿Cuánto tiempo debería tomar ginseng para ver mejoras en las varices?

Los efectos pueden variar, pero generalmente se recomienda evaluar los beneficios después de 8 a 12 semanas de uso consistente.

¿El ginseng puede interactuar con medicamentos?

Sí, el ginseng puede interactuar con medicamentos anticoagulantes y aquellos que afectan el sistema inmunológico. Es esencial consultar con un médico antes de empezar a tomar ginseng, especialmente si ya estás en tratamiento médico.

Consejos para la Supervisión Médica

Consulta Inicial: Antes de iniciar la suplementación con ginseng, consulta a un profesional de la salud para evaluar tu situación específica y posibles interacciones con otros tratamientos.

Monitoreo de la Respuesta: Es importante realizar un seguimiento regular para ajustar la dosis si es necesario y monitorizar cualquier efecto secundario o interacción con otros medicamentos que estés tomando.

Vitis vinifera L.: El Poder de la Vid en la Lucha Contra las Varices

En el corazón de los viñedos, no solo crecen las uvas que dan origen a los vinos más exquisitos del mundo, sino también una solución natural y poderosa para quienes sufren de varices. El extracto de hoja de vida roja, derivado de la planta Vitis vinifera L., es un aliado en la salud vascular gracias a su rica composición de compuestos bioactivos.

Un Vistazo a los Componentes de la Vid

La vid no es solo la fuente de las uvas, sino también un reservorio de compuestos fenólicos como el resveratrol, ácido gálico, catequina, y una variedad de flavonoles y procianidinas. Estos componentes son conocidos por sus potentes efectos antioxidantes y antiinflamatorios, que juegan un papel crucial en la protección y mejora de la microcirculación.

Beneficios Claves para las Varices

1. Protección Endotelial y Vaso relajación:

¿Cómo actúa? El resveratrol y las procianidinas de la vid pueden incrementar la síntesis de óxido nítrico (NO) en el endotelio, lo que facilita la relajación de los vasos sanguíneos y mejora la circulación. Este efecto es vital para prevenir la estasis venosa, una condición predominante en las varices.

Efectos Visibles: ¿Has notado alguna vez una disminución en la pesadez y el dolor de tus piernas después de un cambio en tu dieta o rutina? Estos compuestos ayudan a reducir esos síntomas molestos, mejorando significativamente tu calidad de vida.

2. Reducción de Inflamación y Permeabilidad Capilar:

Impacto: La procianidina B1 tiene efectos antiinflamatorios que disminuyen la permeabilidad de los capilares. Este proceso es fundamental para reducir el edema y la sensación de pesadez en las piernas, dos síntomas comunes y debilitantes de las varices.

Aplicaciones Clínicas y Consideraciones

Uso Clínico: Vitis vinifera L. se ha utilizado efectivamente en el tratamiento de la enfermedad venosa periférica y condiciones hemorroidales. La reducción en el diámetro de las venas evidencia su potencial para mejorar la condición venosa.

Efectos Adversos: Aunque es generalmente bien tolerado, es importante estar consciente de posibles molestias gastrointestinales o reacciones alérgicas. La inclusión de este extracto debe considerarse cuidadosamente, especialmente si estás embarazada o en período de lactancia.

Implementación Práctica

¿Te imaginas integrar un elemento tan natural como el extracto de hoja de vida roja en tu rutina diaria? Aquí tienes algunas sugerencias:

Integración en la Dieta: Considera suplementos que contengan extracto de Vitis vinifera L., o incorpora productos naturales derivados de la vid en tus comidas.

Consultas Médicas: No olvides consultar con tu médico antes de empezar cualquier suplementación, especialmente si tienes condiciones preexistentes.

Mientras caminas por la vida, cada paso que das hacia el cuidado de tus venas es un paso hacia una salud mejor. El extracto de hoja de vida roja no es solo un suplemento; es un testimonio de cómo la naturaleza puede sostener y mejorar nuestra salud vascular.

Este capítulo no solo te ofrece un conocimiento profundo sobre los beneficios del Vitis vinifera L., sino que también te invita a explorar cómo puedes hacer pequeños cambios en tu vida para grandes mejoras en tu salud venosa. ¿Estás listo para dar ese paso?

Es importante tener en cuenta que, aunque el extracto de hoja de vida roja es generalmente bien tolerado, podría causar molestias gastrointestinales o reacciones alérgicas en algunos casos. Por lo tanto, se recomienda discutir cualquier suplementación con un profesional de la salud, especialmente si se tienen condiciones preexistentes o si se está embarazada o en período de lactancia.

¿Cuánto tiempo tarda en verse los efectos del extracto de vid roja en las varices?

Los efectos pueden variar, pero generalmente se recomienda evaluar los beneficios después de un uso constante durante al menos 3 a 6 semanas.

¿El extracto de vid roja tiene efectos secundarios?

Aunque es bien tolerado, en algunos casos puede causar molestias gastrointestinales leves. Es importante comenzar con una dosis baja y aumentar gradualmente según la tolerancia.

Consejos para la Supervisión Médica

Evaluación Previa: Antes de iniciar la suplementación, es crucial una evaluación médica para asegurar que no haya contraindicaciones o riesgos de interacciones con otros medicamentos.

Seguimiento Regular: Fomenta un seguimiento regular con un profesional de la salud para monitorizar la respuesta al tratamiento y ajustar la dosis si es necesario.

Innovaciones Herbales en el Tratamiento de la Insuficiencia Venosa

En este capítulo exploraremos cómo dos poderosas plantas, Centella asiática y Vitis vinifera, combinadas, se están abriendo camino en el tratamiento de la insuficiencia venosa crónica, una condición que afecta a muchas personas alrededor del mundo y que está directamente relacionada con la aparición de varices.

Imagina por un momento dos de las más potentes fuerzas de la naturaleza en el ámbito de la fitoterapia uniendo sus propiedades para ofrecer una solución integrada y eficaz contra las varices. Centella asiática, conocida por su uso en la medicina Ayurveda y tradicional china, y Vitis vinifera, más conocida como la planta de la uva, cuyos beneficios trascienden la producción de vino, se combinan para formar un tratamiento formidable.

1. Recomendación Esencial:

La proporción recomendada de extracto de Centella asiática (CE) a extracto de Vitis vinifera (VVE) es de 1:3. Esta combinación ha mostrado, a través de estudios rigurosos, ser la más eficaz en reducir la permeabilidad vascular anormal y la inflamación, aspectos claves en las etapas iniciales de la insuficiencia venosa.

Inhibición de Medidores Inflamatorios:

Los extractos combinados tienen un efecto significativo en la reducción de mediadores inflamatorios como el óxido nítrico y la prostaglandina E2, claves en la progresión del dolor y la inflamación asociados con las varices.

Modulación del Factor Nuclear NF-κB:

Al afectar la translocación del factor de transcripción NF-κB, los extractos modulan la expresión de genes que promueven procesos inflamatorios, proporcionando así un alivio significativo a los síntomas de las varices.

Reducción Efectiva de la Permeabilidad Vascular:

Las pruebas han demostrado que estas combinaciones no solo reducen la inflamación, sino que también disminuyen la permeabilidad de los vasos, un factor crucial para reducir el edema y mejorar la calidad de vida de los pacientes.

Aplicación Práctica y Recomendaciones

Incorporación en Planes de Tratamiento:

Los médicos pueden integrar estas combinaciones herbales en un plan de tratamiento holístico que incluya tanto la terapia de compresión como medidas para elevar las extremidades, optimizando así los resultados terapéuticos.

Monitoreo y Ajuste de Dosis:

Es vital que los tratamientos se ajusten individualmente y que se realice un seguimiento continuo para garantizar la máxima eficacia y minimizar posibles efectos secundarios.

La combinación de Centella asiática y Vitis vinifera ha sido estudiada por su eficacia en la reducción de la permeabilidad vascular anormal y la inflamación, que son aspectos clave en las etapas iniciales de la insuficiencia venosa crónica. Los estudios sugieren que la proporción recomendada de extracto de Centella asiática a extracto de Vitis vinifera es de 1:3 para lograr efectividad en el tratamiento de esta condición.

Los mecanismos biológicos implicados incluyen la inhibición de mediadores inflamatorios como el óxido nítrico y la prostaglandina E2, además de la modulación del factor nuclear NF-κB, lo cual ayuda a reducir los procesos inflamatorios y la permeabilidad vascular. Estos efectos combinados pueden disminuir significativamente la inflamación y el edema en pacientes con varices.

Es crucial que la implementación de este tratamiento se realice bajo supervisión médica para ajustar las dosis de acuerdo con la respuesta individual del paciente y minimizar posibles efectos secundarios. Además, se recomienda integrar estas combinaciones herbales en un plan de tratamiento más amplio que también pueda incluir terapia de compresión y otras medidas para optimizar los resultados terapéuticos.

Dado que la combinación de estas plantas se presenta como una alternativa prometedora y menos invasiva para el tratamiento de la insuficiencia venosa crónica, es importante que los pacientes y los proveedores de salud consideren todas las opciones disponibles, incluyendo tratamientos naturales que pueden ofrecer beneficios sin los riesgos asociados a procedimientos más invasivos.

Consejos Prácticos

1. Comienza con la Suplementación Gradual:

Si estás considerando empezar con suplementos de Centella asiática y Vitis vinifera, comienza con una dosis baja y aumenta gradualmente según la tolerancia y las recomendaciones de tu profesional de salud. Esto ayudará a tu cuerpo a adaptarse al tratamiento y permitirá detectar posibles efectos secundarios tempranamente.

2. Combina con Terapias Físicas:

Integra el uso de estos extractos con terapias de compresión y ejercicios específicos para las piernas. La combinación de tratamientos puede optimizar los resultados y mejorar la salud venosa de manera integral.

3. Mantén un Diario de Síntomas:

Registra diariamente tus síntomas, cualquier cambio que notes y cómo te sientes al tomar los suplementos. Esto te permitirá realizar un seguimiento preciso de los efectos del tratamiento y discutirlos con tu médico para ajustes necesarios.

¿Cuánto tiempo tarda en hacer efecto la combinación de Centella asiática y Vitis vinifera?

Los efectos pueden variar entre individuos. Generalmente, los pacientes pueden notar mejoras en los síntomas de la insuficiencia venosa crónica dentro de las primeras 4 a 8 semanas de uso continuo. Es importante ser paciente y consistente con la suplementación.

¿Es seguro tomar estos suplementos junto con otros medicamentos?

Si bien Centella asiática y Vitis vinifera son generalmente seguros, pueden interactuar con otros medicamentos, especialmente anticoagulantes y antiinflamatorios. Es crucial consultar a tu médico antes de comenzar la suplementación para evitar interacciones adversas.

¿Existen efectos secundarios al usar estos suplementos?

Los efectos secundarios son raros, pero pueden incluir molestias gastrointestinales leves, mareos o reacciones alérgicas. Si experimentas efectos adversos, es importante reducir la dosis o suspender el uso y consultar a un profesional de la salud.

Consejos para la Supervisión Médica

1. Evaluación Inicial:

Realiza una evaluación médica completa antes de comenzar con los suplementos de Centella asiática y Vitis vinifera. Esto incluye un examen físico y posiblemente análisis de sangre para establecer una línea base de tu salud venosa y general.

Esto ayudará a tu médico a personalizar tu tratamiento y monitorear los efectos con mayor precisión.

2. Monitoreo Regular:

Programa visitas de seguimiento regulares con tu médico para evaluar tu progreso y ajustar las dosis si es necesario. Esto asegurará que obtienes el máximo beneficio de la suplementación mientras minimizas cualquier riesgo potencial.

3. Informe de Síntomas:

Informa a tu médico de cualquier cambio en tus síntomas, ya sea una mejora o un empeoramiento. Detalles como la intensidad del dolor, la hinchazón y cualquier nueva molestia deben ser reportados. Esto permitirá a tu médico ajustar el tratamiento de manera efectiva y oportuna.

Conclusión: Un Futuro Prometedor

La combinación de Centella asiática y Vitis vinifera representa una frontera emocionante en el tratamiento de las varices y la insuficiencia venosa. Estos extractos no solo ofrecen un enfoque menos invasivo y más natural, sino que su potencial para mejorar la microcirculación y reducir la inflamación abre nuevas vías para mejorar significativamente la calidad de vida de quienes sufren de estas condiciones.

Mientras cerramos este capítulo, te invito a reflexionar sobre cómo la integración de soluciones naturales puede ser un complemento valioso o incluso una alternativa a los métodos convencionales, especialmente en el manejo de condiciones crónicas como las varices. ¿Estás listo para considerar estas opciones naturales en tu viaje hacia una mejor salud vascular?

Hamamelis virginiana L. – Un Aliado Natural contra las Varices

En nuestra constante búsqueda de soluciones naturales para mejorar la salud vascular y combatir las varices, nos encontramos con un recurso botánico valioso: el Hamamelis virginiana L., conocido comúnmente como hamamelis o witch hazel. Este capítulo se adentra en cómo el hamamelis puede ser un complemento efectivo en el manejo de las varices y otras condiciones vasculares.

¿Alguna vez te has preguntado cómo una planta puede influir significativamente en la salud de tus venas? El hamamelis no es solo un ingrediente popular en los productos de cuidado de la piel por su efecto calmante, sino que también posee propiedades que pueden mejorar activamente la microcirculación y aliviar los síntomas de las varices.

Composición y Acción del Hamamelis

Componentes Bioactivos:

El Hamamelis virginiana está compuesto por una rica amalgama de tintes, ácido gálico, flavonoides como las catequinas, saponinas y aceites esenciales que le confieren múltiples propiedades terapéuticas.

Beneficios para la Microcirculación:

Gracias a los taninos presentes, el hamamelis ofrece propiedades astringentes y hemostáticas, esenciales para reducir el flujo sanguíneo superficial. Esta capacidad es particularmente beneficiosa en el tratamiento de condiciones como la dermatitis y la enfermedad venosa periférica (PVD), donde la integridad de la piel y la circulación subyacente están comprometidas.

Vasoconstricción y Alivio de la Inflamación:

Actuando como un vasoconstrictor natural, el hamamelis mejora el tono venoso al reducir la permeabilidad vascular y limitar la inflamación, gracias a la inhibición de la liberación de histamina por parte de sus flavonoides.

Recomendaciones Prácticas:

Aunque es predominantemente seguro y bien tolerado, se debe tener precaución al utilizarlo, especialmente en personas con piel sensible o aquellas que están embarazadas, debido a los posibles efectos irritantes y la falta de estudios extensivos en estos grupos.

Imagina que trabajas desde casa, pasando largas horas frente al ordenador. Notas pesadez y cansancio en las piernas al final del día. Integrar el hamamelis en tu rutina diaria, quizás a través de un gel o crema, podría ser un método sencillo y efectivo para aliviar estos síntomas. No solo ayudaría a mejorar la circulación sino también a reducir cualquier inflamación o irritación cutánea.

El hamamelis, conocido científicamente como Hamamelis virginiana, es un recurso valioso para el manejo de las varices y otras condiciones vasculares debido a sus componentes bioactivos como los taninos, que le confieren propiedades astringentes y hemostáticas. Estas propiedades son especialmente útiles para reducir el flujo sanguíneo superficial y mejorar la microcirculación, lo cual es beneficioso en el tratamiento de la dermatitis y la enfermedad venosa periférica.

Aunque el hamamelis es generalmente seguro y bien tolerado cuando se aplica sobre la piel, existen efectos secundarios potenciales como irritación de la piel, especialmente en personas con piel sensible. Además, su uso no se recomienda durante el embarazo o la lactancia debido a la falta de datos sobre su seguridad en estas poblaciones.

Las aplicaciones clínicas del hamamelis incluyen su uso en la reducción de la inflamación y como vasoconstrictor natural, lo cual mejora el tono venoso y limita la inflamación gracias a la inhibición de la liberación de histamina por sus flavonoides. Esto puede ser útil para aliviar síntomas relacionados con las varices.

Es importante que cualquier integración de hamamelis en tratamientos para varices u otras condiciones médicas sea discutida y supervisada por un profesional de la salud, para asegurar un uso adecuado y seguro.

Consejos Prácticos

1. Aplicación Tópica Regular:

Aplica hamamelis en forma de gel o crema dos veces al día en las áreas afectadas por las varices. Esto puede ayudar a reducir la inflamación, aliviar el prurito y mejorar la microcirculación en la piel.

2. Uso de Compresas Frías:

Utiliza compresas frías empapadas en hamamelis para reducir la hinchazón y el dolor en las piernas después de largos períodos de pie. Las compresas frías pueden proporcionar alivio inmediato y mejorar la circulación sanguínea.

3. Integración en la Rutina de Cuidado de la Piel:

Incorpora hamamelis en tu rutina diaria de cuidado de la piel, especialmente si experimentas irritación o inflamación cutánea relacionada con las varices. El uso regular puede mejorar la salud general de la piel y prevenir complicaciones relacionadas con las varices.

¿Cómo actúa el hamamelis para mejorar la salud venosa?

El hamamelis contiene taninos, flavonoides y aceites esenciales que poseen propiedades astringentes y antiinflamatorias. Estos componentes ayudan a reducir la permeabilidad de los vasos sanguíneos y a mejorar el tono venoso, lo que puede aliviar los síntomas de las varices como la hinchazón y el dolor.

¿Es seguro usar hamamelis durante el embarazo?

Aunque el hamamelis es generalmente seguro para uso tópico, se recomienda precaución durante el embarazo debido a la falta de estudios extensivos en esta población. Consulta siempre a tu médico antes de comenzar cualquier tratamiento nuevo durante el embarazo.

¿Puede el hamamelis causar efectos secundarios?

El uso tópico de hamamelis es generalmente bien tolerado, pero en algunas personas puede causar irritación cutánea o reacciones alérgicas. Si experimentas enrojecimiento, picazón o cualquier otra reacción adversa, suspende su uso y consulta a un profesional de la salud.

Consejos para la Supervisión Médica

1. Evaluación Inicial:

Antes de comenzar el uso de hamamelis, realiza una consulta con un dermatólogo para evaluar la severidad de tus varices y determinar la mejor forma de incorporar hamamelis en tu tratamiento. Esto asegura que recibas un plan de tratamiento personalizado y seguro.

2. Seguimiento Regular:

Programa visitas regulares con tu médico para monitorear la efectividad del tratamiento con hamamelis y hacer ajustes según sea necesario. El seguimiento permite detectar y manejar rápidamente cualquier efecto secundario o cambio en la condición de tus varices.

3. Monitoreo de Reacciones Cutáneas:

Informa a tu médico sobre cualquier reacción cutánea adversa al usar hamamelis, como irritación, enrojecimiento o picazón. Esto permite ajustar el tratamiento para minimizar efectos adversos y asegurar la salud de tu piel.

Conclusión: ¿Un Remedio para Todos?

A lo largo de este capítulo, hemos explorado cómo el Hamamelis virginiana puede ser un aliado en la lucha contra las varices. Su capacidad para mejorar la microcirculación y ofrecer alivio sintomático lo convierte en una opción válida para quienes buscan alternativas naturales. Sin embargo, es esencial consultar a un profesional de la salud antes de comenzar cualquier tratamiento nuevo, especialmente si ya estás bajo tratamiento para varices u otras condiciones médicas.

Este capítulo no solo te ha acercado a la naturaleza de esta planta extraordinaria, sino que también ha enfatizado la importancia de una evaluación y un enfoque individualizado en el tratamiento de las varices. ¿Estás listo para explorar los beneficios del hamamelis en tu vida?

Ginkgo Biloba L. – Un Refuerzo Natural para el Sistema Venoso

En el corazón de la medicina herbal tradicional y moderna, encontramos al Ginkgo Biloba, un árbol milenario que ofrece soluciones prometedoras para quienes enfrentan las molestias de las varices. Este capítulo explora cómo el Ginkgo Biloba puede ser un aliado valioso en la gestión de la salud venosa, proporcionando alivio y mejorando la calidad de vida de aquellos afectados por esta condición.

¿Sabías que el Ginkgo Biloba es uno de los fósiles vivientes de nuestra flora? Con una historia que se remonta a más de 200 millones de años, esta planta no solo ha sobrevivido a los cambios climáticos y geológicos, sino que también ha prosperado. Su resistencia lo convierte en un símbolo de longevidad y, en términos médicos, en una fuente de componentes bioactivos beneficiosos para nuestra circulación sanguínea.

Mecanismos de Acción Beneficiosos:

Actividad Vasodilatadora: El Ginkgo promueve la expansión de los vasos sanguíneos, facilitando así una mejor perfusión sanguínea a través del endotelio, la capa interna de los vasos sanguíneos.

Protección Endotelial: Combate el estrés oxidativo y disminuye la adhesión de moléculas inflamatorias, ayudando a mantener la integridad de las paredes venosas.

Aplicaciones Específicas para Personas con Varices

Imagina que sientes pesadez en tus piernas al final de cada día, un recordatorio constante de tus varices. Integrar el Ginkgo Biloba en tu régimen podría mejorar significativamente este síntoma, gracias a su capacidad de mejorar la microcirculación y facilitar un retorno venoso más eficiente, aliviando así la presión en las venas.

Precauciones y Recomendaciones Prácticas

Efectos Adversos Para Considerar:

Aunque los beneficios del Ginkgo son notables, es prudente estar atento a posibles efectos secundarios como complicaciones hemorrágicas, especialmente si estás tomando medicamentos anticoagulantes.

Integración en el Tratamiento:

Antes de comenzar cualquier suplemento, es esencial consultar con un profesional médico. El Ginkgo Biloba debe ser parte de un plan de manejo integral que incluya dieta adecuada, ejercicio y, si es necesario, terapias de compresión.

El Ginkgo Biloba, utilizado durante siglos tanto en la medicina tradicional como en la moderna, ofrece propiedades beneficiosas para la salud vascular, particularmente en el manejo de varices.

Beneficios y Mecanismos de Acción

Vasodilatación: El Ginkgo Biloba promueve la expansión de los vasos sanguíneos, mejorando así la perfusión sanguínea a través del endotelio. Esta acción es beneficiosa para aliviar síntomas como la pesadez en las piernas causada por las varices.

Protección Endotelial: Combate el estrés oxidativo y disminuye la adhesión de moléculas inflamatorias, lo cual es esencial para mantener la integridad de las paredes venosas.

Precauciones y Recomendaciones

Efectos Adversos: Aunque el Ginkgo Biloba es generalmente seguro, puede causar complicaciones hemorrágicas, especialmente en combinación con medicamentos anticoagulantes. Se recomienda precaución y consulta médica antes de comenzar cualquier suplementación.

Integración en el Tratamiento: Debe considerarse como parte de un plan de manejo integral que incluya dieta, ejercicio y terapias de compresión, si es necesario. La dosis comúnmente recomendada para beneficios circulatorios es de 120 a 240 mg al día de extracto estandarizado de Ginkgo Biloba.

Conclusión

El Ginkgo Biloba se presenta como un recurso valioso y potente para mejorar la microcirculación y la salud vascular, lo que puede ser particularmente útil para personas con varices. Su uso debe ser personalizado y supervisado por un profesional de la salud para asegurar la máxima eficacia y seguridad.

Este capítulo invita a considerar el Ginkgo Biloba dentro de un enfoque holístico para el tratamiento de las varices, destacando la importancia de una evaluación cuidadosa y un enfoque personalizado en el manejo de condiciones venosas.

Consejos Prácticos

1. Dosis y Suplementación:

Comienza con una dosis de 120 mg al día de extracto estandarizado de Ginkgo Biloba, dividido en dos tomas diarias. Si es necesario, puedes incrementar la dosis a 240 mg diarios bajo supervisión médica. Ayuda a mejorar la microcirculación y aliviar los síntomas de pesadez y dolor en las piernas.

2. Incorporación en la Rutina Diaria:

Integra Ginkgo Biloba en tu régimen de suplementos junto con una dieta rica en antioxidantes y ejercicio regular para maximizar sus beneficios. Potencia los efectos del Ginkgo Biloba en la mejora de la salud vascular y el bienestar general.

3. Combina con Terapias de Compresión:

Utiliza medias de compresión durante el día para complementar el uso de Ginkgo Biloba y mejorar el retorno venoso. La combinación de estas terapias puede ofrecer un alivio más completo de los síntomas de las varices.

¿Cómo actúa el Ginkgo Biloba en la mejora de las varices?

El Ginkgo Biloba mejora la microcirculación al promover la vasodilatación y aumentar el flujo sanguíneo a través del endotelio. Además, sus propiedades antioxidantes ayudan a proteger las paredes venosas de los daños oxidativos.

¿Existen efectos secundarios al usar Ginkgo Biloba?

Aunque el Ginkgo Biloba es generalmente seguro, puede causar efectos secundarios como dolores de cabeza, mareos y malestar gastrointestinal. También puede aumentar el riesgo de hemorragias, especialmente en personas que toman anticoagulantes. Es esencial consultar a un médico antes de comenzar la suplementación.

¿Puedo tomar Ginkgo Biloba si estoy tomando otros medicamentos?

El Ginkgo Biloba puede interactuar con varios medicamentos, incluidos los anticoagulantes, los antiinflamatorios no esteroides (AINE) y ciertos antidepresivos. Siempre consulta a tu médico antes de iniciar cualquier nuevo suplemento para evitar interacciones adversas.

Consejos para la Supervisión Médica

1. Evaluación Inicial:

Realiza una consulta con tu médico para evaluar la salud de tus venas y determinar la dosis adecuada de Ginkgo Biloba. Un diagnóstico preciso y una dosis personalizada garantizan una mayor efectividad y seguridad del tratamiento.

2. Monitoreo Regular:

Programa citas periódicas para monitorear tu respuesta al tratamiento con Ginkgo Biloba y ajustar la dosis si es necesario. El monitoreo regular permite detectar y corregir cualquier efecto secundario o ajuste necesario en el tratamiento.

3. Pruebas de Coagulación:

Si estás tomando anticoagulantes, asegúrate de realizar pruebas de coagulación regularmente para monitorear el riesgo de hemorragias. Esto garantiza que el uso de Ginkgo Biloba sea seguro y no aumente el riesgo de complicaciones hemorrágicas.

Conclusión: Ginkgo Biloba, ¿Un Cambio Natural para Mejor?

A lo largo de este capítulo, hemos visto cómo el Ginkgo Biloba no solo simboliza la resistencia y la longevidad, sino que también ofrece esperanza a aquellos que buscan alivio natural para las varices. Su impacto en la microcirculación y la salud vascular lo convierte en una opción terapéutica valiosa, que merece consideración dentro de un enfoque de tratamiento holístico para la insuficiencia venosa.

¿Te sientes listo para explorar cómo este antiguo, pero siempre relevante, árbol puede ayudarte a manejar tus síntomas de varices? Quizás es hora de considerar el Ginkgo Biloba como parte de tu estrategia para una mejor salud vascular.

Mangifera indica L. – Un Aliado Tropical en el Tratamiento de Varices

¿Alguna vez te has preguntado cómo algo tan delicioso como el mango puede beneficiar también tu salud vascular? En este capítulo, exploraremos cómo la Mangifera indica L., más conocida como mango, se convierte en un componente crucial para el manejo de las varices, gracias a sus ricos componentes bioactivos y sus efectos beneficiosos sobre la microcirculación.

El mango no solo es sabroso, sino que también está cargado de una variedad de compuestos que promueven la salud:

Polifenoles: Destacando la mangiferina y las procianidinas, conocidas por sus potentes propiedades antioxidantes.

Ácidos Hidroxibenzoicos y Hidroxicinámicos: Compuestos como el ácido gálico y el ferúlico, que ofrecen beneficios anti-inflamatorios y protectores para las células endoteliales de tus venas.

Imagina que tus venas son pequeños ríos que necesitan fluir libremente para mantener la salud de tu sistema circulatorio. El mango ayuda a:

Mejorar la Hiperemia Reactiva: Esencial para una respuesta vascular eficiente ante el estrés, lo que significa que tus venas pueden adaptarse mejor a cambios en el flujo sanguíneo, evitando la estasis que conduce a las varices.

Incrementar la Expresión de eNOS: Esto es crucial para producir óxido nítrico (NO), un vasodilatador que relaja las venas, mejorando así la circulación y reduciendo la presión que puede causar varices.

El mango no solo mejora el flujo sanguíneo; actúa a nivel celular para proteger tus venas:

Potenciación del Endotelio: La producción aumentada de NO por los ginsenósidos ayuda a mantener las venas flexibles y resistentes.

Protección Contra el Estrés Postprandial: Consumir mango puede minimizar los daños en las venas después de comidas ricas en glucosa, una ventaja notable para quienes buscan mantener sus venas saludables.

Incorporación Dietética: Añade mango fresco a tus ensaladas, yogures o como un snack saludable entre comidas. No solo disfrutarás de su sabor, sino también de sus beneficios circulatorios.

Supervisión Médica: Si estás considerando suplementos de mango, especialmente si tienes condiciones médicas preexistentes o estás bajo tratamiento farmacológico, consulta primero con tu médico.

El mango ofrece más que un sabor exótico; es una promesa de salud vascular mejorada y una vida más activa y sin dolor para quienes sufren de varices. Al integrar el mango en tu régimen diario, no solo estás eligiendo disfrutar de una fruta deliciosa, sino que también estás tomando un paso activo hacia una mejor salud venosa.

¿Te animarías a transformar tu dieta y tu salud con el simple acto de incorporar más mango en tus comidas? Quizás ha llegado el momento de ver esta fruta tropical bajo una luz completamente nueva, no solo como un deleite, sino como parte de tu arsenal contra las varices.

Consejos Prácticos

1. Incorporación Dietética del Mango:

Añade mango fresco a tus comidas diarias. Puedes incorporarlo en ensaladas, batidos, yogures o simplemente como un snack saludable. El consumo regular de mango no solo mejora tu salud vascular gracias a sus compuestos bioactivos, sino que también aporta una dosis saludable de vitaminas y antioxidantes esenciales.

2. Mantén una Dieta Balanceada:

Combina el mango con otros alimentos ricos en antioxidantes y antiinflamatorios como frutos rojos, vegetales de hoja verde y nueces. Esta combinación potencia los efectos beneficiosos del mango, mejorando la salud de tus venas y reduciendo el riesgo de inflamación y daño vascular.

3. Suplementos de Mango:

Consulta a tu médico sobre la posibilidad de tomar suplementos de extracto de mango, especialmente si tienes condiciones médicas preexistentes. Los suplementos pueden ser una forma concentrada y conveniente de obtener los beneficios del mango, particularmente si no puedes consumirlo regularmente en tu dieta.

¿Cómo puede el mango ayudar en la prevención y manejo de las varices?

El mango contiene polifenoles como la mangiferina y las procianidinas, que tienen propiedades antioxidantes y antiinflamatorias. Estos compuestos ayudan a mejorar la microcirculación y reducir la inflamación, lo que puede aliviar los síntomas de las varices y prevenir su progresión.

¿Hay efectos secundarios asociados con el consumo excesivo de mango?

El consumo de mango es generalmente seguro, pero en exceso puede causar diarrea debido a su alto contenido de fibra. Además, las personas con alergia al látex pueden experimentar reacciones alérgicas debido a la presencia de sustancias similares en el mango.

¿Puedo obtener los mismos beneficios del mango a través de suplementos?

Sí, los suplementos de extracto de mango pueden proporcionar una concentración de los compuestos bioactivos beneficiosos. Sin embargo, es importante consultar con un médico antes de comenzar cualquier régimen de suplementos para asegurar su seguridad y efectividad en tu caso específico.

Consejos para la Supervisión Médica

1. Consulta Inicial:

Antes de comenzar a consumir mango regularmente o tomar suplementos de mango, habla con tu médico para evaluar tu estado de salud y recibir recomendaciones personalizadas.

Un médico puede ayudarte a determinar la cantidad adecuada y asegurarse de que no haya interacciones con medicamentos o condiciones de salud preexistentes.

2. Monitoreo Continuo:

Si decides incorporar suplementos de mango, programa citas regulares con tu médico para monitorear tu progreso y ajustar la dosis si es necesario.

El monitoreo continuo garantiza que estés obteniendo los beneficios deseados sin efectos secundarios adversos.

3. Evaluación de Resultados:

Lleva un registro de cualquier cambio en tus síntomas de varices y compártelo con tu médico durante las consultas. Esta información ayudará a tu médico a evaluar la efectividad del mango en tu tratamiento y a hacer ajustes para optimizar los resultados.

Conclusión

El mango no solo es una fruta deliciosa sino también una poderosa herramienta para mejorar la salud vascular y manejar las varices. Su rica composición de polifenoles y otros compuestos bioactivos lo convierte en un aliado valioso en la lucha contra las varices. Al integrar el mango en tu dieta y seguir las recomendaciones de tu médico, puedes dar un paso significativo hacia una mejor salud venosa y un estilo de vida más activo y libre de dolor. ¿Estás listo para hacer del mango una parte regular de tu vida y aprovechar todos sus beneficios?

Vitamina B12 Esencial para el Tratamiento de Varices

Quizás nunca lo habías considerado, pero lo que comes puede tener un impacto directo en la salud de tus venas. En este capítulo, exploraremos cómo una nutrición adecuada, especialmente el equilibrio de nutrientes como la vitamina B12 y el ácido fólico, puede ayudar a manejar y potencialmente mejorar las condiciones asociadas con las varices, incluyendo la hiperhomocisteinemia (HHcy) que puede complicar la curación de úlceras en personas con varices.

El Poder de la Nutrición en la Salud Vascular

La deficiencia de nutrientes clave no solo puede afectar tu bienestar general, sino que también tiene un papel crucial en la salud vascular. Veamos cómo:

1. Vitamina B12 en el Tratamiento de Úlceras y Varices:

Impacto en la Curación: La vitamina B12 es vital para la regeneración celular y la función nerviosa. Su deficiencia ha sido significativamente asociada con la presencia de úlceras del pie diabético (DFU), una complicación que también puede afectar a quienes sufren de varices debido a problemas similares de mala circulación y neuropatía.

 Datos Específicos: Estudios indican que individuos con diabetes y baja vitamina B12 tienen hasta 3.1 veces más riesgo de desarrollar DFU. Este dato subraya la importancia de monitorear y corregir esta deficiencia, especialmente en aquellos que consumen regularmente metformina, un medicamento conocido por interferir con la absorción de vitamina B12.

 Mecanismos Biológicos y Técnicos: Cómo la Vitamina B12 Actúa en Tu Cuerpo

Función Nerviosa y Regeneración Celular: La vitamina B12 es esencial para mantener la integridad de las células nerviosas y la formación de células sanguíneas. En el contexto de las varices, una adecuada disponibilidad de B12 ayuda a prevenir complicaciones como las úlceras, que surgen debido a la mala cicatrización y la neuropatía periférica.

Interacciones Importantes: Es crucial estar consciente de las interacciones entre la vitamina B12 y ciertos medicamentos, como la metformina, usada comúnmente en el tratamiento de la diabetes. La supervisión médica es esencial para ajustar la suplementación adecuadamente y evitar la deficiencia.

 Recomendaciones Prácticas para Incorporar en Tu Vida

Integración en la Dieta: Asegurar una ingesta adecuada de vitamina B12 a través de alimentos ricos en este nutriente, como carnes, huevos y productos lácteos, o mediante suplementos si se detecta una deficiencia.

Monitoreo y Supervisión Médica: Dada la importancia de la vitamina B12 en la salud vascular y su interacción con medicamentos, es imprescindible contar con un seguimiento médico regular para personalizar la suplementación y optimizar los niveles de nutrientes en el cuerpo.

Conclusión: La Nutrición Como Pilares de la Salud Vascular

Concluir este capítulo es reconocer que el manejo eficaz de las varices va más allá del tratamiento convencional. Incorporar un enfoque nutricional informado, especialmente en lo que respecta a la vitamina B12 y otros nutrientes esenciales, no solo puede mejorar los síntomas relacionados con las varices, sino también potenciar la calidad de vida en general. ¿Estás listo para hacer de la nutrición una parte integral de tu estrategia para manejar las varices?

Consejos Prácticos

1. Fuentes Naturales de Vitamina B12 y Ácido Fólico:

Incorpora alimentos ricos en vitamina B12 como carnes rojas, pescado, huevos y productos lácteos. Para el ácido fólico, opta por verduras de hojas verdes, legumbres, y frutas cítricas.

Estos alimentos no solo mejoran tu salud vascular, sino que también contribuyen a una dieta equilibrada y nutritiva.

2. Suplementación Inteligente:

Si tienes deficiencia de vitamina B12 o ácido fólico, considera la suplementación bajo supervisión médica. Las dosis diarias recomendadas son 2.4 mcg de vitamina B12 y 400 mcg de ácido fólico para adultos.

La suplementación adecuada puede prevenir y corregir deficiencias, mejorando la salud venosa y general.

3. Monitoreo Regular:

Realiza análisis de sangre periódicos para monitorear los niveles de vitamina B12 y ácido fólico, especialmente si estás en tratamiento con medicamentos como la metformina.

Mantener niveles óptimos de estos nutrientes ayuda a prevenir complicaciones vasculares y neuropáticas.

¿Cómo afecta la vitamina B12 a la salud de mis venas?

La vitamina B12 es crucial para la regeneración celular y la función nerviosa. Ayuda a mantener la integridad de las células endoteliales de las venas, lo que es esencial para prevenir complicaciones como las úlceras venosas.

¿Qué alimentos debo incluir en mi dieta para asegurarme de obtener suficiente vitamina B12 y ácido fólico?

Incluye carnes rojas, pescados, huevos y productos lácteos para la vitamina B12. Para el ácido fólico, consume verduras de hojas verdes, legumbres, y frutas cítricas.

¿Puedo tomar suplementos de vitamina B12 si estoy tomando metformina?

Sí, pero es fundamental hacerlo bajo supervisión médica. La metformina puede interferir con la absorción de la vitamina B12, por lo que es posible que necesites ajustar la dosis del suplemento.

Consejos para la Supervisión Médica

1. Consulta Inicial y Diagnóstico:

Antes de comenzar cualquier suplementación con vitamina B12 o ácido fólico, realiza una consulta médica para evaluar tus niveles actuales a través de análisis de sangre.

Un diagnóstico preciso permite personalizar la suplementación según tus necesidades específicas, evitando deficiencias y excesos.

2. Monitoreo Continuo:

Programa visitas regulares al médico para monitorear tus niveles de vitamina B12 y ácido fólico, especialmente si estás tomando medicamentos que interfieren con su absorción, como la metformina.

El seguimiento regular asegura que mantengas niveles óptimos de nutrientes, previniendo complicaciones y ajustando las dosis según sea necesario.

3. Ajuste de Medicación:

Si estás en tratamiento con medicamentos que afectan la absorción de vitamina B12, como la metformina, discute con tu médico la posibilidad de ajustar la dosis o cambiar de medicamento.

Adaptar tu tratamiento a tus necesidades nutricionales ayuda a mejorar tu salud general y a prevenir problemas relacionados con deficiencias vitamínicas.

4. Evaluación de Riesgos:

Si tienes factores de riesgo adicionales, como diabetes o enfermedades cardiovasculares, asegúrate de que tu médico evalúe cómo estos pueden influir en tus necesidades de vitamina B12 y ácido fólico.

Una evaluación completa de riesgos permite un enfoque integral en tu tratamiento, abordando todas las posibles complicaciones y mejorando tu calidad de vida.

5. Educación y Apoyo Continuo:

Solicita a tu médico información educativa sobre la importancia de la vitamina B12 y el ácido fólico en la salud vascular, así como estrategias para mantener una dieta equilibrada.

Estar bien informado te permite tomar decisiones más acertadas sobre tu salud y mantener un estilo de vida que apoye la salud de tus venas.

¿Cómo puedo saber si tengo deficiencia de vitamina B12 o ácido fólico?

Los síntomas comunes de la deficiencia de vitamina B12 incluyen fatiga, debilidad, anemia, y problemas neurológicos como hormigueo en las extremidades. La deficiencia de ácido fólico puede causar anemia, irritabilidad y dificultad para concentrarse. Un análisis de sangre es la mejor manera de diagnosticar estas deficiencias.

¿Qué tan rápido puedo esperar ver mejoras en mis síntomas de varices después de comenzar a tomar vitamina B12 y ácido fólico?

Los tiempos de mejora pueden variar según el nivel de deficiencia y la respuesta individual al tratamiento. Algunas personas pueden comenzar a notar mejoras en sus niveles de energía y en la salud de sus venas en unas pocas semanas, mientras que para otros puede llevar más tiempo. Es importante seguir el plan de tratamiento y monitorear los progresos con tu médico.

¿Existen riesgos de tomar demasiada vitamina B12 o ácido fólico?

La vitamina B12 es generalmente segura incluso en dosis altas, ya que el cuerpo elimina el exceso a través de la orina. Sin embargo, el exceso de ácido fólico puede enmascarar una deficiencia de vitamina B12 y provocar problemas neurológicos. Por eso, es crucial seguir las recomendaciones de dosificación de tu médico y evitar la auto suplementación sin supervisión.

Incorporar vitamina B12 y ácido fólico en tu dieta y suplementación, bajo la supervisión médica adecuada, puede mejorar significativamente la salud de tus venas y la gestión de las varices. Este enfoque nutricional no solo aborda las deficiencias que pueden complicar tu condición, sino que también contribuye a tu bienestar general. Tomar decisiones informadas y contar con el apoyo de tu médico te permitirá optimizar tu tratamiento y disfrutar de una mejor calidad de vida.

El Poder de los Probióticos en el Manejo de Varices

Introducción: ¿Es Posible que los Microorganismos Beneficiosos Modifiquen la Salud de Tus Venas?

Quizás nunca hayas pensado en cómo los microorganismos que habitan tu intestino pueden afectar la salud de tus venas. En este capítulo, exploraremos un enfoque innovador para el manejo de las varices y sus complicaciones asociadas: la suplementación con probióticos. Acompáñame en un viaje a través de la ciencia detrás de estos pequeños aliados y cómo podrían transformar tu lucha contra las varices.

Los probióticos, esos microorganismos vivos que cuando se administran en cantidades adecuadas confieren beneficios a la salud del huésped, han mostrado promesa no solo en la mejora de la salud intestinal sino también en la modulación de procesos inflamatorios que afectan otras áreas del cuerpo, incluyendo el sistema circulatorio.

1. Intervención y Resultados Clínicos:

Estudio de Intervención: Un grupo de participantes recibió diariamente probióticos que incluyen Lactobacillus acidophilus, Lactobacillus casei, Lactobacillus fermentum, y Bifidobacterium bifidum durante 12 semanas.

Resultados Observados: Se registraron reducciones significativas en las dimensiones de úlceras venosas —longitud, anchura y profundidad— y mejoras en indicadores de salud general como el colesterol total y niveles de proteína C reactiva (CRP), un marcador de inflamación.

Mecanismos Biológicos Subyacentes

Los probióticos actúan a través de varios mecanismos que pueden ser particularmente beneficiosos para quienes sufren de varices:

Mejora de la Salud Intestinal y Reducción de la Inflamación Sistémica: La suplementación con probióticos fortalece la barrera intestinal, reduce la entrada de toxinas al torrente sanguíneo y modula el sistema inmune, disminuyendo la inflamación sistémica que puede agravar las varices.

Influencia en el Metabolismo: Al mejorar la función intestinal, los probióticos también pueden influir en el metabolismo de lípidos y glucosa, factores que afectan la salud vascular.

Aplicaciones Prácticas: Integrando los Probióticos en tu Rutina Diaria

Incorporación de Probióticos en la Dieta: Además de los suplementos, incluir alimentos ricos en probióticos como yogures, kéfir, chucrut y otros fermentados puede ser una estrategia efectiva para mejorar la flora intestinal y, por ende, la salud vascular.

Supervisión Médica: Antes de comenzar la suplementación, especialmente si estás bajo tratamiento médico o tienes condiciones preexistentes, es crucial consultar con un profesional de la salud. La supervisión asegura una integración segura y efectiva de los probióticos en tu tratamiento para las varices.

La adición de probióticos a tu régimen de salud puede ser un enfoque valioso no solo para mejorar la salud intestinal sino también para manejar condiciones como las varices, ofreciendo una alternativa o complemento a las terapias convencionales. Con su capacidad para reducir la inflamación y mejorar la circulación, los probióticos se perfilan como un componente fundamental en la estrategia de manejo integral de las varices.

En este capítulo, hemos explorado cómo pequeñas decisiones diarias en tu alimentación y manejo de la salud pueden tener un impacto profundo en tu bienestar vascular. ¿Estás listo para darle una oportunidad a los probióticos y ver cómo pueden ayudarte en tu lucha contra las varices?

Los estudios disponibles sugieren que los probióticos pueden mejorar la salud intestinal y reducir la inflamación, lo que indirectamente podría beneficiar la salud vascular. Además, se ha observado que pueden influir en el metabolismo de lípidos y glucosa, lo que también podría impactar positivamente en las varices al mejorar la circulación y reducir la inflamación.

A pesar de los beneficios potenciales, es crucial abordar la suplementación con probióticos con precaución, especialmente en personas con condiciones preexistentes o aquellas que están bajo tratamiento médico, debido a posibles interacciones y efectos secundarios. No se han documentado interacciones específicas entre los probióticos y otros medicamentos en el contexto de las varices, pero siempre es recomendable la supervisión médica al introducir cualquier nuevo suplemento, particularmente en personas que toman medicamentos anticoagulantes u otros tratamientos complejos.

En resumen, mientras que la inclusión de probióticos en el tratamiento de las varices podría ofrecer algunos beneficios debido a su impacto en la inflamación y la salud intestinal, se necesita más investigación clínica para establecer recomendaciones firmes y seguras para su uso específico en esta condición.

Consejos Prácticos

1. Incorporación de Alimentos Ricos en Probióticos:

Añade a tu dieta diaria alimentos fermentados como yogur, kéfir, chucrut, y kimchi.

Estos alimentos son fuentes naturales de probióticos que pueden ayudar a equilibrar tu flora intestinal y mejorar tu salud
vascular al reducir la inflamación.

2. Suplementación con Probióticos:

Si decides tomar suplementos de probióticos, busca aquellos
que contengan cepas como Lactobacillus acidophilus, Lactobacillus casei, Lactobacillus fermentum y Bifidobacterium bifidum.

Estas cepas han demostrado tener efectos beneficiosos en la reducción de marcadores inflamatorios y mejora de la salud general.

3. Consistencia en el Consumo:

Para obtener los máximos beneficios, consume alimentos ricos
en probióticos o suplementos de manera regular y consistente.

La regularidad en el consumo ayuda a mantener una flora intestinal equilibrada y una inflamación reducida, lo cual es crucial para la salud vascular.

¿Cómo sé si necesito probióticos?

Si experimentas problemas digestivos frecuentes, inflamación, o tienes antecedentes de uso prolongado de antibióticos, podrías beneficiarte de los probióticos. Sin embargo, es importante hablar con tu médico para evaluar tu situación específica.

¿Pueden los probióticos realmente mejorar mis varices?

Aunque los estudios específicos sobre probióticos y varices son limitados, la evidencia sugiere que los probióticos pueden reducir la inflamación sistémica y mejorar la salud intestinal, lo que indirectamente puede beneficiar la salud vascular y ayudar en el manejo de las varices.

¿Existen efectos secundarios al tomar probióticos?

En general, los probióticos son seguros para la mayoría de las personas. Algunos pueden experimentar síntomas digestivos leves como hinchazón o gases al inicio del consumo, que normalmente desaparecen después de unos días. Es crucial comenzar con dosis bajas y aumentarlas gradualmente.

Consejos para la Supervisión Médica

1. Consulta Inicial y Diagnóstico:

Antes de comenzar la suplementación con probióticos, realiza una consulta médica para evaluar tus necesidades específicas.

Un diagnóstico preciso asegura que recibas el tipo y la cantidad correcta de probióticos para tu situación específica.

2. Monitoreo Continuo:

Programa visitas regulares al médico para monitorear los efectos de los probióticos en tu salud vascular.

El seguimiento regular permite ajustar la suplementación según sea necesario para maximizar los beneficios y minimizar cualquier efecto adverso.

3. Interacciones con Medicamentos:

Informa a tu médico sobre cualquier medicamento que estés tomando para evaluar posibles interacciones con los probióticos.

Esto es especialmente importante si estás tomando antibióticos o medicamentos inmunosupresores, ya que estos pueden interactuar con los probióticos.

La adición de probióticos a tu régimen de salud puede ser un enfoque valioso no solo para mejorar la salud intestinal sino también para manejar condiciones como las varices, ofreciendo una alternativa o complemento a las terapias convencionales. Con su capacidad para reducir la inflamación y mejorar la circulación, los probióticos se perfilan como un componente fundamental en la estrategia de manejo integral de las varices.

Agradecimiento

Quiero expresar mi sincero agradecimiento a todas las personas que han adquirido este libro con el propósito de aprender más sobre el manejo de las varices a través de la nutrición y terapias naturales. Su confianza en este proyecto significa mucho para mí y espero que la información aquí presentada les sea de gran ayuda en su camino hacia una mejor salud.

A quienes enfrentan diariamente los desafíos de las varices, quiero decirles que admiro su determinación y esfuerzo por mejorar su calidad de vida. Este libro está escrito para ustedes, con la esperanza de ofrecerles alivio y soluciones efectivas.

Si has encontrado valioso el contenido de esta publicación, te invito a dejar tus comentarios y sugerencias sobre temas que te gustaría ver en futuros libros. Además, si tienes un momento, sería de gran ayuda para mí que compartieras tu opinión y calificaras este libro en la tienda donde lo adquiriste. Tu apoyo contribuirá a que más personas descubran mis obras y me motivará a seguir produciendo libros sobre temas relevantes y útiles en el ámbito de la salud y la nutrición.

Recuerda siempre que una alimentación adecuada y un enfoque integral pueden prevenir y tratar muchos problemas de salud, incluyendo las varices. Gracias nuevamente por tu apoyo y por formar parte de esta comunidad dedicada al bienestar y la salud. ¡Juntos podemos lograr una vida más saludable y libre de molestias!

¡Gracias!

Bibliografía:

1.   Melo PG, Mota JF, Nunes CAB, et al. Effects of Oral Nutritional Supplementation on Patients with Venous Ulcers: A Clinical Trial. J Clin Med. 2022;11(19):5683. Published 2022 Sep 26. doi:10.3390/jcm11195683

2.   Takai Y, Hiramoto K, Nishimura Y, Uchida R, Nishida K, Ooi K. Association between itching and the serum zinc levels in patients with varicose veins. J Pharm Health Care Sci. 2017;3:24. Published 2017 Sep 21. doi:10.1186/s40780-017-0092-9

3.   Nocera R, Eletto D, Santoro V, et al. Design of an Herbal Preparation Composed by a Combination of Ruscus aculeatus L. and Vitis vinifera L. Extracts, Magnolol and Diosmetin to Address Chronic Venous Diseases through an Anti-Inflammatory Effect and AP-1 Modulation. Plants (Basel). 2023;12(5):1051. Published 2023 Feb 26. doi:10.3390/plants12051051

4.   Raposo A, Saraiva A, Ramos F, et al. The Role of Food Supplementation in Microcirculation-A Comprehensive Review [published correction appears in Biology (Basel). 2023 Sep 01;12(9):1198. doi: 10.3390/biology12091198]. Biology (Basel). 2021;10(7):616. Published 2021 Jul 2. doi:10.3390/biology10070616

5.   Qiu Y, Osadnik CR, Team V, Weller CD. Effects of physical activity as an adjunct treatment on healing outcomes and recurrence of venous leg ulcers: A scoping review. Wound Repair Regen. 2022;30(2):172-185. doi:10.1111/wrr.12995

6.   Bossart S, Boesch PF, Keo HH, Staub D, Uthoff H. Endovenous Thermal Ablation for Treatment of Symptomatic Saphenous Veins-Does the Body Weight Matter?. J Clin Med.

2023;12(17):5438. Published 2023 Aug 22. doi:10.3390/jcm12175438

7.   Bechara N, Gunton JE, Flood V, Hng TM, McGloin C. Associations between Nutrients and Foot Ulceration in Diabetes: A Systematic Review. Nutrients. 2021;13(8):2576. Published 2021 Jul 27. doi:10.3390/nu13082576